Dr. M...

脊椎健康教室

U0023129

- 脊椎健康
  零痛症

- 紓緩痛症
  動作示範

- 真實個案
  分享

YouTube頻道

▶ 脊醫王鳳恩

註冊脊醫王鳳恩 著

這本書

是我向所有珍惜健康的朋友

所送上的祝福

目　錄

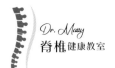

第三章：脊椎

第四章：其他

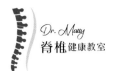

關於作者

本書作者王鳳恩是香港註冊脊骨神經科醫生。她在 1993 年畢業於 National University of Health Sciences, Illinois, USA 並獲取脊骨神經科博士學位。

1994 年自美返港後，王鳳恩在中環創立軟骨減壓脊醫中心，並引入 COX® 椎間盤減壓治療法，把治療脊骨神經的最先進技術帶到香港。

在 2015 年創辦中環區香港脊醫及腦神經外科醫療中心，是全港首創綜合了脊骨神經科及腦神經外科的醫療中心，綜合治療脊骨神經痛症。

自 2018 年至今，其所創辦的匯萃醫療集團再度擴充面積五千多平方呎，是香港首間配備磁力共振的脊醫醫療中心。

此外，王鳳恩是中港澳脊醫學會會長及創始成員，除了積極參與及推廣脊醫專業地位外，她更定期出席由各大傳媒機構舉辦的研討會及訪問，亦為報章雜誌撰寫數百篇以脊骨神經為主題的文章，冀望市民大眾掌握脊骨保健知識，成為自身健康的守護者。

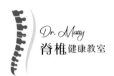
自序 醫者不變的初心

自 1994 年回港執業至今，近 30 年來給病人診治過各種由脊椎問題引起的病症 —— 包括頸膊痛、腰背痛、坐骨神經痛，以及因神經線受壓而造成肢體痹痛乏力等。都市人生活壓力大又缺乏運動，隨着年齡增長和筋骨勞損，很多人都受到不同程度的脊椎問題困擾。不過，最叫我感慨的是，不少早期病症由於沒有得到及時或適切的診斷和治理，令病人錯過了只須保守治療，而不必用藥物手術已可得到醫治或改善的最好時機。如果病情去到嚴重階段以至需要手術介入，病人的身心負擔就沉重得多，康復時間較長，復元效果也不一定理想。

「上工治未病」，我希望每個人都能夠掌握脊骨保健的知識，成為自身健康的第一個守護者。在未有問題出現之前照顧好自己，可以減少日後依賴醫生醫治和承受治療花費之苦，這就是我在 1994 年起為各大報章撰文，並於 2000 年開始在《健康創富》書寫專欄，提供脊骨保健資訊的初心。我以治療過的真實個案為藍本，在每期雜誌和報章就不同的脊椎神經問題逐一解說，提

醒大家平時留意脊骨發出的健康警號，並要對常見徵狀和治療方法有一些基本認識，及早預防，有需要時則儘快尋求合適方法對症醫治。另方面，我亦鼓勵所有人養成良好生活習慣，避免不良姿勢，更重要的是保持運動並持之以恆，才是長遠改善身體狀態、守護健康的上策。

這些年來撰寫了過百篇文章，是我與無數患者走過病患後沉澱得來的經驗，因此一直想把它們集結成書，讓更多人用作借鑑參考。本書涵蓋疾病成因、治療及紓緩運動三個主要範疇，以頸椎、腰椎、脊椎、其他作篇章分類，讓關注健康的您一書在手，無論閱讀翻查都更為方便。

近年我亦製作了一系列運動示範短片，針對不同的脊骨問題和徵狀，教人透過糾正錯誤姿勢、配合強化肌肉和伸展運動來紓緩或改善病況。這些短片在 YouTube 頻道播出後，很快得到大量訂閱支持，讀者的回應非常正面，因此我也把短片中所示範的動作收錄在書內，讀者透過手機掃上二維碼便可觀看完整影片（YouTube 頻道請搜尋「脊醫王鳳恩」）。對於未有徵狀的健康人士，建議可以從中選擇合適運動來練習，增強肌肉能力和保

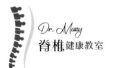
持筋腱彈性，達到「治未病」的目的。至於已治癒的康復人士，除繼續定期接受保健治療外，也要配合這些運動才能相輔相成，減低復發機會。

　　本書所提供的資訊和運動建議，雖然不能取代臨床診斷和治療，但我希望它可以成為讀者的保健良伴，從今天開始就讓它陪您每日拉筋伸展。家中有長輩、伴侶或年輕一代，我會鼓勵您邀請這些親朋摯友一同「動起來」。健康的生活方式和運動習慣，是我們可以送給自己和至愛的最好禮物。這本書，是我向所有珍惜健康的朋友所送上的祝福。

陳序　閱讀本書翻開健康新頁

陳幗輝

　　做了幾十年寫字樓上班族，天天在辦公桌前坐上十多小時，凝視電腦屏幕的時間比凝視丈夫的臉還要多，握滑鼠的時間也比拖着兒子小手的時間長，趕文件、衝死線，年復一年。終於有天出事了：目眩耳鳴、嘔吐大作，一次又一次送醫院急診。急症醫生給我止暈止嘔藥，打針吃藥即時見效，可以上班，但卻不斷地復發。後來輾轉求醫多番檢查，發現我問題的根源是頸椎椎間盤突出壓着神經線。

　　在接受王鳳恩脊醫的治療過程中，我對脊椎健康的認識漸漸增加，才知道我們這些長期久坐伏案工作的人，頸椎和腰椎毛病很常見。人有不同生活習慣，各有不良姿勢或不斷重複的日常動作，因而對脊椎不同部位造成壓力甚至勞損，出現的徵狀也各異。翻讀脊醫王鳳恩詳述的個案，驚歎人的脊骨雖然只得一條，卻會出現林林總總的問題，可大可小。難搞的是病徵可以出現在身體各處地方，關連全身，需經仔細診斷才能作有效治療。

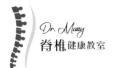

過往自己的保健意識很低，對身體發出的健康警號也覺察不足，回想病發前幾年，已常常出現腰頸不適、耳痛頭脹的情況，如果此書早點出版讓我讀到，或會及早注意日常姿勢動作和開始拉筋做運動，出現徵狀時也會較早處理，可以少吃一點苦頭。

我總覺得不論身體保健抑或康復治療，都需要耐性和恆心，有如養成儲蓄習慣一樣，每一個良好姿勢、每一次鍛煉肌肉和伸展，就像是給健康「存摺」存入一筆小金額，每日堅持，積少可以成多。我的目的，是維持一個穩健的賬戶，別再讓健康透支。

不管您是關注脊骨健康的人士，還是像我一樣是個病癒康復者，都衷心希望這本書能夠成為您的健骨「護法」，不但讓您提高脊骨保健的意識和警覺，也提醒您平日勤做運動。現在就請您翻開《Dr. Matty 脊椎健康教室》，為自己翻開健康新一頁。

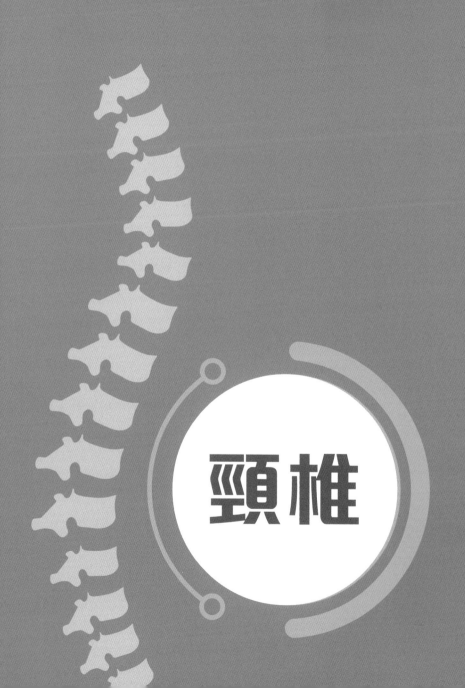

頸椎

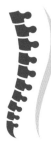

頸椎病引起的耳鳴

真實個案

48歲的張先生從事美髮行業近 20 年，這幾年開始出現右邊耳鳴的徵狀，起初只在晚間聽到輕微的「唧唧」聲，後來發覺耳鳴的聲音愈來愈大，不但晚上就連早上起床後都會出現。病人服食藥物後一開始感覺良好，但停藥後耳鳴的症狀又再次出現，後來到耳鼻喉專科檢查亦沒有找到原因。

病人之後做了頸椎磁力共振檢查，發現頸椎有三節椎間盤突出，其中以第五、第六節最為嚴重，除了突出之外還有椎管狹窄的情況。由於病人沒有頸痛或手部麻痺的症狀，所以繼續進行藥物治療。又過了一段時間，病情不但沒有改善還開始有頭暈、作嘔、頭痛、眼睛乾及輕微視力模糊的現象。

張先生這類的個案看來嚴重，但為何找不到耳內或腦部問題所在？其實這與頸椎有莫大的關係。細心察看病人的磁力共振影像，發現頸椎從第三至第七節的鉤狀突（Uncinate Process）已出現不同程度的退化，並且有增生現象，這導致神經根管道縮窄，亦因為頸動脈在該處附近而受到擠壓，

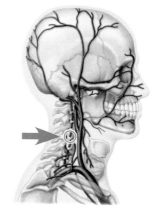

頸椎第三至第七節的鉤狀突與頸動脈位置很貼近。頸動脈伸延至腦部以提供血液及養分。

由於頸動脈伸延至腦部，負責供應血液及養分至眼、耳、頭部，所以病人頸動脈被擠壓時會出現耳鳴、眩暈、頭痛、視力的問題。

張先生姿勢長期不佳加上工作壓力大，引致頸椎退化、椎間盤突出、頸部肌肉僵硬及頸椎錯位，所以病人後期也出現頭暈症狀，由於頸部肌肉和關節是其中一個保持身體平衡功能的重要系統，故頸椎功能若失調可能會將身體活動情形的訊息錯誤發放給大腦，大腦以為身體還在活動才使病人出現頭暈。

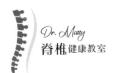
治療方法及日常護理

　　在談到治療前先說說頸部的構造。正常的頸部有一個後 C 型弧度，它是由七節脊椎骨組成，用來支撐大約 12 磅重的頭部。椎骨與椎骨之間有一層軟骨，具有避震作用。而每節頸椎都依靠韌帶彼此銜接，最外層覆蓋着強而有力且彈性極佳的肌肉，令頭部和頸部能移動或轉向各個方向。頸椎中間為脊髓，是大腦與身體之間傳遞訊息和命令的管道。每一節頸脊髓又分出一對脊神經，用來掌管兩邊上肢與頸、肩的感覺和運動功能。

　　治療方面，主要以手療矯正糾正椎節，再配合輔助治療如電波治療、超聲 z 波來放鬆肌肉及增加患處血液循環。求診時如果病人頭暈、耳鳴症狀嚴重，就比較不適宜接受手療矯正，因為這類病人相對較為緊張，接受手療矯正後頭暈或頭痛症狀反而有機會加劇。面對這種狀況，利用 COX® 椎間盤減壓治療法[註]可溫和增加頸椎活動令肌肉鬆弛，並提升血液循環供給腦部。待病人的徵狀改善後再配合手療矯正，病人較容易接受，有助

註：欲進一步了解，
請掃描 QR CODE
瀏覽網站資訊。

減低矯正後的不適反應。另外當病人的頭暈耳鳴消失後，仍要繼續治療頸椎的病症，糾正日常生活的錯誤姿勢，配合伸展及強化頸部肌肉運動，才能有效改善各種不適。

頸部的日常護理可從六個方面着手：（1）洗頭時最好在花灑下沖洗，不要低頭彎腰在洗手盆中洗。洗臉、刷牙或刮鬍鬚時，要保持頸部挺直；（2）書桌、工作枱與椅子之間的高度要適中，避免頸部前傾；（3）工作時應多作小休，不要長時間使用電腦或手機；（4）駕駛長途車時，中途應多作短暫休息，下車活動一下筋骨。駕駛座位與軚盤的距離要適中，令頭頸及脊部能舒服地靠在椅背上；（5）適量的頸部運動能強化肌肉，幫助頸部維持最佳狀態，不易勞損退化；（6）選擇合適的枕頭、保持充足睡眠，都是恢復疲勞減輕疼痛的最佳方法。

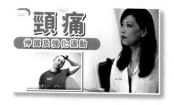

想學習有關的鍛煉運動，請掃描 QR CODE 收看 YouTube 頻道。

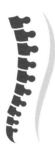

頸部椎間盤突出
可致面部麻痺

面部麻痺的原因甚多，可以是腦中風、神經病變、腫瘤等，但亦可能因為頸椎椎間盤突出，以致壓迫神經線而引起。

真實個案

41歲的陳小姐，早前發現左邊面部突然麻痺，起初只是小部分面部，漸漸地麻痺感覺伸延至全面。數星期後，頸部開始痠痛乏力，左眼視線有點模糊，長時間低頭工作或壓力大時症狀尤其嚴重。

起初她懷疑自己是不是中風了，接受腦部掃描和驗血檢查後，並沒有發現異常情況。惟檢查時發現陳小姐頸椎功能失調，頸部活動範圍受阻，頸部和背部肌肉僵硬，雙手肌力減弱。

推斷她的面部麻痺是頸椎病變所引致，經過數次針對頸椎進行的 COX® 椎間盤減壓治療[註]後，病人的面部麻痺完全消失。

頸椎間盤突出一般會影響頸部，導致背部痛楚和手部麻痺，但原來有些病人的面部麻痺，亦可能是因頸椎椎間盤突出，壓迫到神經線而引起。

面部的感覺是由三叉神經（Trigeminal Nerve）所控制及負責傳遞信息，這條三叉神經會透過頭顱骨小孔進入腦延體並連接神經核中心。

頸椎第一、二、三節頸椎的感覺神經正與三叉神經中心連接及相匯，如果頸椎第三節椎間盤突出或出現病變時，痛楚麻痺的信息便會傳送到三叉神經的中心匯點，令病人感到面部痛楚或麻痺，這是一種神經反射的現象。

註：欲進一步了解，
請 掃 描 QR CODE
瀏覽網站資訊。

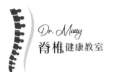
其他引起面部麻痺的 症候

要正確診斷此症必須先排除其他可能引起面部麻痺的病症，包括腦中風、脊椎病變、神經感染發炎、神經病變、腫瘤、缺乏維他命、患有自體免疫疾病，或是壓力大、抑鬱、驚恐等等。

腦中風

病人面部麻痺，一邊手或腳乏力，有頭痛現象及對周邊情況沒有反應。

脊椎病變

脊椎關節炎、脊骨疏鬆症、椎間盤退化、椎間盤突出等。

神經感染發炎

帶狀皰疹病毒感染可引起面部麻痺、出紅疹、痕癢、發燒、發冷、頭痛及疲勞。

神經病變

面部、頭部、頸部及脊骨的神經受損亦會引起面部麻痺。糖尿病造成的神經損害，或藥物引起的神經病變都可令面部麻痺。

腫瘤

一種生長在神經內鞘的腫瘤「許旺氏細胞瘤」（Schwannoma），亦可引起面部神經麻痺痛楚、嘴部麻木，令病人失去聽覺及面部感覺。

缺乏維他命

缺乏維他命 B12 可導致面部及身體麻痺。而缺乏鈣、鉀或鈉亦會引起面部麻痺。

自體免疫疾病

如修格連氏症（Sjogren's Syndrom）、硬皮症（Scleroderma）、紅斑性狼瘡（SLE）等等，同樣也可令面部麻痺。

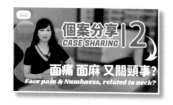

欲進一步了解相關治療，請掃描 QR CODE 收看 YouTube 頻道。

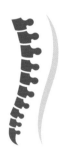

嚴重頸椎椎間盤突出致脊髓壓迫症

低頭一族經常使用電子產品上網、發電郵、打短訊、玩遊戲，這些都是加速頸椎勞損的原因之一。目前的求診個案中，愈來愈多年輕人因頸椎病變而須接受治療。

真實個案

34 歲曾先生早前因右手肌力減弱、左腳麻痺來求診，病人曾經數次出現扭傷頸部的徵狀，一般都是透過服用消炎止痛藥或針灸的方法紓緩。但逐漸發現雙手麻痺乏力，左腳也開始麻痺。這次他同時接受物理治療、針灸、推拿、手法矯正，服藥之後左手麻痺乏力的情況確實好一些，但是右手的乏力麻痺和左腳麻痺卻依然沒有改善。從磁力共振掃描顯示，病人頸椎第五、六節

椎間盤嚴重突出，致脊髓壓迫引起手腳的症狀（見圖
一、二）。

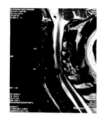 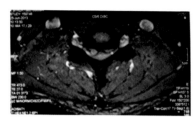

圖一　　　　　圖二

　　由於已確認前述症狀是由椎間盤壓住脊髓引起，儘
管病人知道可能必須透過手術方法來治療，但都希望筆
者為他進行 COX® 椎間盤減壓治療（註），盼能藉此改善
病情避免手術。經仔細的檢查包括神經反射、肌肉力量
測試，及骨科診斷學來解讀病人情況的嚴重性後，發現
病人頸部沒有出現痛症或緊張性肌力僵硬。與曾先生商
討後，我們決定試用三至四星期 COX® 椎間盤減壓治療
幫助他紓緩痹症，與此同時也轉介病人到腦神經外科醫
生處作詳細手術評估。

註：欲進一步了解，
請掃描 QR CODE
瀏覽網站資訊。

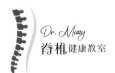
手術評估及預防之道

經腦神經外科醫生評估後,認為病人最好動手術處理脊髓受壓的症狀,由於病人已出現手腳神經病理衰退現象,因此使用手術治療是較為有效的方法。手術會選擇頸椎前路椎間盤切除及融合術(ACDF),簡單說就是切除整個突出的椎間盤再利用植骨或骨替代品填滿空隙,以達至穩定脊椎及融合的效果。

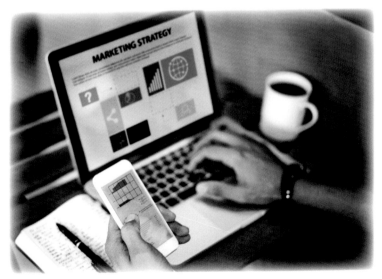

人們的生活與電子產品關係愈來愈緊密,日後這類嚴重個案將繼續年輕化。

在曾先生安排入院動手術期間，筆者繼續為他做 COX® 椎間盤減壓治療來維持現狀，儘量控制情況使病情不至惡化，同時也建議曾先生手術後三個月接受脊骨復康保健治療，確保脊椎的穩定性。

隨着人們的生活與電子產品關係愈來愈緊密，相信日後這類嚴重個案將繼續年輕化。要避免面臨類似問題，有幾點可以留意：多做伸展運動；不可長時間低頭打電腦、玩手機；隨時保持良好姿勢；多休息，保持睡眠充足；多飲水，補充身體所需水分。

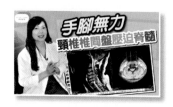

 欲進一步了解相關治療，請掃描 QR CODE 收看 YouTube 頻道。

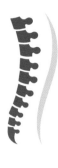

頸椎椎間盤突出
症狀易與中風混淆

頭痛、頭暈、噁心、手及面部麻痺，這些徵狀是病人求診時常見的臨床病症。不少人認為出現頭痛、頭暈、手面麻痺必定是腦部有問題，實際上引致這些症狀的原因很多，除了常見的腦中風外，頸椎病變例如椎間盤突出、頸椎椎管狹窄壓住神經線也是其中原因之一。

腦中風與頸椎病的分別

腦中風的症狀一般是病人面部麻痺及一邊手或腳乏力，有頭痛現象及對周邊情況沒有反應。而頸椎病，例如壓着神經線除了頭痛、頭暈、手及面麻痺之外，還會有頸部肌肉拉緊、頸部活動受限及肩背部沉重的感覺。要分辨這些症狀是由腦部或頸椎引起，可透過磁力共振檢查腦部、腦血管、頸血管，並做頸椎掃描。腦部檢查

最好經由腦神經外科醫生進行，透過他們專業準確的分析及診斷可找出病症的原因。

頸椎椎間盤最常見受壓的關節位置通常是頸椎第五節、第六節（C5-6）（見圖一），一般從磁力共振可看見椎節之間的空隙變少，椎骨有退化跡象。

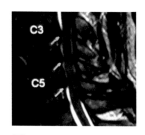

圖一

除頸椎第五節、第六節之外，還有頸椎第三節、第四節（C3-4），亦是受壓較大的部位，而受壓對其他椎節的影響亦隨之而來（見圖二）。

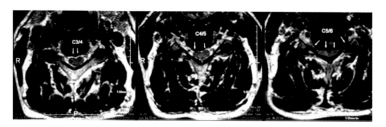

圖二

每節頸椎椎間盤突出的反射痛及麻痺可分佈於手部不同的位置（見表一）。要分辨椎間盤突出的位置一定要詳細檢查手部肌力的狀況，進行反射神經測試，並配合病人的徵狀才能確診。

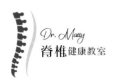

頸椎椎間盤治療

　　患頸椎椎間盤突出的病人頸痛通常來得十分突然，初期頭部會感到痠痛，然後痛楚忽然轉變為劇痛和頸部乏力，病人難以抬頭或頭部無法靈活轉動。

　　此外頸膊位感覺拉緊並極度疼痛，嚴重時手部也可能出現麻痺。病人經常坐立不安，頸部的劇痛甚至令他們半夜痛醒後難再入睡，影響睡眠質素引發情緒不穩。

　　治療頸椎椎間盤和腰椎椎間盤的痛症，主要可透過頸部 COX® 椎間盤減壓治療（註），兩症的治療方法大致相同，只是治療的部位不同。進行 COX® 椎間盤減壓治療時，病人的頸部痛楚較難在一至兩次治療後即明顯減輕，也由於椎間盤內壓力不能一下子降低，因此病人可配合冰敷或服用消炎止痛藥來鎮痛，減少患處的痛楚。另外當然要多休息減少走動，以利患處漸漸恢復。等病情好轉後，要加強頸部肌肉鍛煉，並調整工作或日常生活中的錯誤姿勢。

註：欲進一步了解，
請 掃 描 QR CODE
瀏覽網站資訊。

表一

頸椎椎間盤節位	痛楚或麻痺位置	肌力感弱
C4-5 （C5 神經根受壓）	頸、膊及上臂	二頭肌
C5-6 （C6 神經根受壓）	頸、膊、下臂、拇指及食指	二頭肌
C6-7 （C7 神經根受壓）	頸、膊、肩胛、上臂、食指及中指	三頭肌
C7-T1 （C8 神經根受壓）	頸、肩胛、手臂、無名指及小拇指	手指肌力
T1-T2 （T1 神經根受壓）	頸、肩胛及下臂	手肘肌力

註：上表字母 C 指頸椎，字母 T 指胸椎。

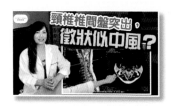

欲進一步了解相關治療，請掃描 QR CODE 收看 YouTube 頻道。

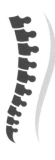

面痛！
竟是頸椎病引起？

筆者有位女性病人受面部疼痛所困擾，求醫了一段時間反覆檢查都找不到病因，經磁力共振掃描脊椎，才發現她的面痛竟是由脊椎椎間盤突出引致！

真實個案

40歲楊小姐去年年底右邊面部出現面痛、頸及肩膊痛。經醫生檢查後懷疑是三叉神經痛，服用類固醇及消炎止痛藥後病情減輕，但停藥後再次復發，後轉介到痛症科治療懷疑是牙骹發炎造成面部痛，服用消炎止痛藥一段時間仍不見起色。

年初醫生為患者進行磁力共振掃描腦部及三叉神經，報告未見特別異常，病人接受藥物治療卻始終沒有好轉，後經友人介紹至筆者診所，經磁力共振掃描脊椎，

發現頸椎第三、第四節出現右邊椎間孔狹窄及輕微椎間盤突出，這可能是引發楊小姐右邊面痛的原因，經過兩個月脊椎神經治療後，病情大大好轉。

頸椎病引起面部刺痛或疼痛

頸椎是脊髓中最靈活的部位，由於這個原因它也容易受到各種傷害，頸椎椎間盤突出就是其中之一。它可能因為退化、日常勞損、受傷、姿勢不佳和生活方式不良等因素誘發。

近年很多研究報告均指出，頸椎椎間盤突出壓住神經線會引起頸部、肩部、手臂及手部的疼痛、刺痛和麻木，同時也可能引起面部刺痛或疼痛的症狀，臨床上稱為頸源性面部疼痛。

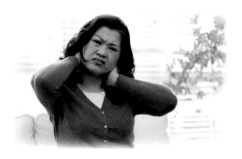

頸椎是脊髓中最靈活的部位，由於這個原因它也容易受到各種傷害，頸椎椎間盤突出就是其中之一。

19

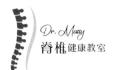
人體面部有一組三叉神經從腦幹延伸出來，這束神經纖維起源於脊髓的第三頸段，稱為頸椎神經第三節（C3），如果第三頸段脊神經被壓

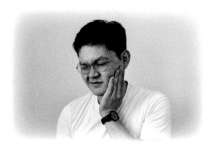

頸椎椎間盤突出壓着神經線，可能引起面部刺痛或疼痛的症狀，臨床上稱為頸源性面部疼痛。

住，感覺神經線會將疼痛或其他感覺例如壓力、觸覺、溫度等傳遞到大腦，與大腦互傳訊息後再反射到頸部或面部引發疼痛。

要正確診斷此症應先排除其他引起面部疼痛的可能性。任何類型的面部感覺都與三叉神經有關，這些是直接來自大腦的顱神經，當發現這些三叉神經的病症時會有不同的面部感覺和疼痛，在大多數情況下，感覺類似於麻木或集中在面部一側的刺痛。

可引起面部疼痛的病症

三叉神經痛（Trigeminal Neuralgia）

人類的腦神經線共有 12 對，第五對稱為「三叉神

經」，由腦幹伸延面部，這條神經線有三個分支，分別管控額頭、顴骨和下頜，所以稱為三叉神經。三叉神經痛成因是神經線受到鄰近血管壓迫，患者會感到非常痛楚，如電擊、刀割甚至痛到無法張開嘴巴，情況多發生在單邊面頰。

每次痛楚可能維持幾秒至幾分鐘，或呈間歇性發作，亦有些病人兩邊臉都痛、牙骹位置也痛。診斷方法可作磁力共振掃描，只要確定三叉神經線受到血管擠壓，西醫會處方針對神經痛症的止痛藥，減低三叉神經線的痛楚。要是藥物無效，可接受腦神經外科醫生的微血管減壓手術。

貝爾氏麻痺症（Bell's Palsy）

貝爾氏麻痺症的病徵包括半邊面部肌肉失調，變成歪面、歪嘴、半邊臉不能笑、一邊嘴角下垂、眼睛閉不上、喝水時嘴角漏水出來、說話不清楚、眼乾等。起因是受到某種病毒誘發令身體作出抵抗，但免疫系統出現過激反應，令第七條神經線受損發炎。大部分病人可於一至三個月內逐漸康復，另外約有 5％ 的患者是由疱疹病毒（俗稱「生蛇」）引致，導致第七條神經線受損發

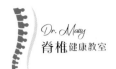

炎，這時也會引起面痛。

多發性硬化症（Multiple Sclerosis）

多發性硬化症是一種中樞神經系統（腦部及脊髓）的疾病，多發性硬化症被歸類為自體免疫系統疾病。患者體內的免疫系統無法分辨何者是自己的細胞，造成免疫系統攻擊自身組織令髓鞘受損，使神經無法正常地傳遞訊息，病人因此出現面痛。

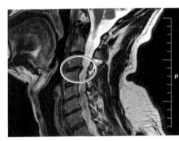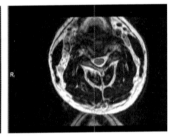

從磁力共振掃描可看出頸椎第三、第四節，出現右邊椎間孔狹窄及輕微椎間盤突出。

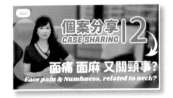

欲進一步了解相關治療，請掃描 QR CODE 收看 YouTube 頻道。

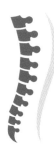

頸椎管腫瘤引起的坐骨神經痛

真實個案

45 歲的林先生來求診，他自去年秋天開始感覺右腳麻痺、前大腿疼痛，幾個月後腳部出現冰冷灼熱交替的感覺，經物理治療及針灸都沒有太大改善。林先生的病情還一直持續，腳痛加劇，左腳無力，右腳經常麻痺。坐着時前腹及腰部繃緊，晚上躺下時腳部及腰部痛楚更為明顯。後來開始出現三至七天不能排便，小便也變得困難，雙腳更加無力要使用枴杖支撐才能行走。

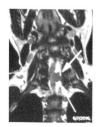
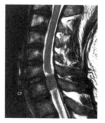

病人頸椎第六、第七節椎管位置長了一個1.6厘米的腫瘤。

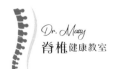
　　經詳細問症後，明顯看出林先生已出現馬尾神經綜合症的病況，且可能椎管內有腫瘤或腰椎嚴重椎間盤突出壓迫到脊髓。立刻安排病人照全脊椎磁力共振，並在兩小時後立即幫病人看片，果然發現病人頸椎第六、七節椎管位置長了一個 1.6 厘米的腫瘤，腫瘤嚴重地壓着脊髓。當日迅速轉介病人給腦神經外科醫生，並安排當晚入院，第二日做切除椎管腫瘤手術。術後林先生腳痛、麻痹及腳部乏力等情況隨之改善。由於腫瘤面積比較大，壓住脊髓的時間也不算短，就算病徵獲得紓緩仍會出現一些神經缺損的現象。病人手術七星期後，筆者便安排他回來做 COX® 術後脊椎減壓治療 (註)，希望透過治療讓神經缺損的徵狀繼續減退。

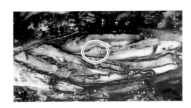

此圖顯示腫瘤嚴重地壓住脊髓。

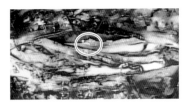

手術切除椎管腫瘤後的情況。

註：欲進一步了解，請掃描 QR CODE 瀏覽網站資訊。

症狀易與坐骨神經痛混淆

　　林先生的症狀乍看就像是坐骨神經痛，雖然他腳痛及腳痹情況確實與坐骨神經痛的徵狀頗相似，但也不能排除椎管內有腫瘤壓住脊髓才出現神經缺損的現象。尤其林先生腳部嚴重乏力、晚上痛症加劇，這些都不是一般坐骨神經痛的病況。林先生的腫瘤雖然長在頸椎，但並沒有出現上肢神經疼痛、麻痹或手部乏力，這都是容易令醫生錯判為坐骨神經痛的病理。

　　林先生的椎管腫瘤屬於脊髓外腫瘤，當腫瘤漸大壓住脊髓時便會出現腰痛，痛症或會反射至其他身體部位，比如上肢或下肢失去感覺；雙腳乏力行走困難；失去冷、熱或痛感；影響大小便功能；肌肉無力等。引致腰痛腳痛的成因很多，從肌肉以至腫瘤都是可能因素，及早診斷並接受治療便可避免出現永久性神經缺損，幫助身體儘快恢復正常。

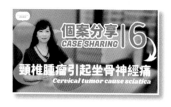

欲進一步了解相關治療，請掃描 QR CODE 收看 YouTube 頻道。

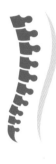

頸椎術後注意事項及復康運動

頸椎術後注意事項

無論是頸椎切除椎間盤手術或是頸椎融合手術，又或者是做了人工椎間盤手術，做完手術之後通常頸膊都會比較繃緊，手部可能有少少麻痺或無力，這都是短暫性及正常的。手術後應注意日常姿勢。

站姿

要保持背脊挺直，頭部不要向前傾，單手可叉腰或將手擺褲袋。這便不會加重頸椎的壓力。

坐姿

坐下時手部可以放在椅子扶手上，手部便不會垂低加重頸椎的壓力。

睡姿

最好是平躺，如果習慣側睡可放一個枕頭在側邊，再將手放在枕頭上。

部分病人做完頸椎手術後，頸部有輕微痛楚，程度當然比起手術前的頸痛及痺症是紓緩了不少，但神經線長期地受壓通常會較為腫脹，需要時間慢慢康復，建議做一些治療加速自癒能力，同時適度做頸椎術後伸展運動改善情況。

頸椎術後伸展運動

　　做頸椎術後運動前最好詢問專科醫生，以確定頸椎情況是否適宜運動，建議大概術後兩至三星期頸椎穩定後再開始，一星期可做三次這些動作。

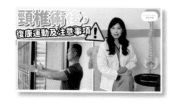

想學習有關的鍛煉運動，請掃描 QR CODE 收看 YouTube 頻道。

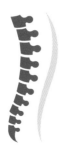

伸展運動
緩解肌肉緊張性頭痛

頸部肌肉收縮引致疼痛

頭痛部位發生在後腦及太陽穴，是一種悶悶的痛，彷彿有一條很緊的帶子壓在頭上，會覺得頭很「墜」或「重」，連帶着頸椎位置都有拉扯或痛楚出現，從後頸到頭後方持續疼痛，出現有如脈搏跳動的抽痛，有時又有如神經痛的刺痛感。這種頭痛就是頸部肌肉收縮所引起。

頭痛的時間較不規則，通常在緊張的狀態下便容易出現。原因多數是工作姿勢引致，由於頸椎長期向下打電腦或閱讀，令後頸肌肉過勞而引起頭痛。這都是因精神或身體的壓力，導致頭後方及後頸肌肉緊縮進而出現的慢性頭痛，腦部本身並沒有疾病。

要知道是否為緊縮型頭痛，就要看是否有嚴重的肩

膀痠痛。這類的頭痛，只要治療肩膀及頸背痠痛就能連帶紓緩頭痛。肩膀痠痛嚴重時可給予冷敷療法，或是游泳、做有氧運動等也可有效改善病情。緊縮型頭痛惡化的原因包括運動不足、日常姿勢錯誤，或長時間以相同姿勢工作，造成頭與頸部的負擔而逐漸形成慢性頭痛。

適當運動有助改善症狀

由於頸部及背部肌肉與相連脊椎出現不平衡的狀態，所以脊椎容易錯位壓到神經，導致這束神經無法有效地控制頸背的肌肉，最後頸椎、背部及頭部的肌肉緊張地牽連在一起，最終產生痛楚。

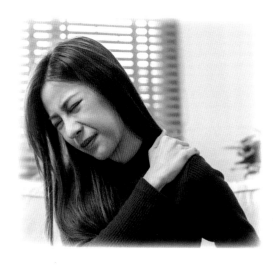

要知道是否為緊張性頭痛，就要看是否有嚴重的肩膀痠痛。

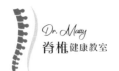
這種情況服用止痛藥或消炎藥只可暫時性止痛，並沒有治療的效益。脊醫會利用脊科治療及手法矯正來改善脊骨錯位，幫助神經紓緩及放鬆頸背肌肉的緊張程度，達到治標治本的目標。

要根治緊張性頭痛有賴平日恆常的運動習慣，同時調整平時姿勢來維持脊椎骨及肌肉的健康。如遇頸部痛楚引起的頭痛，可立刻做一些頸部伸展動作，在伸展過程中感覺手部麻痺及劇痛，應立刻停止並儘快求診。

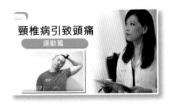

想學習有關的鍛煉運動，請掃描 QR CODE 收看 YouTube 頻道。

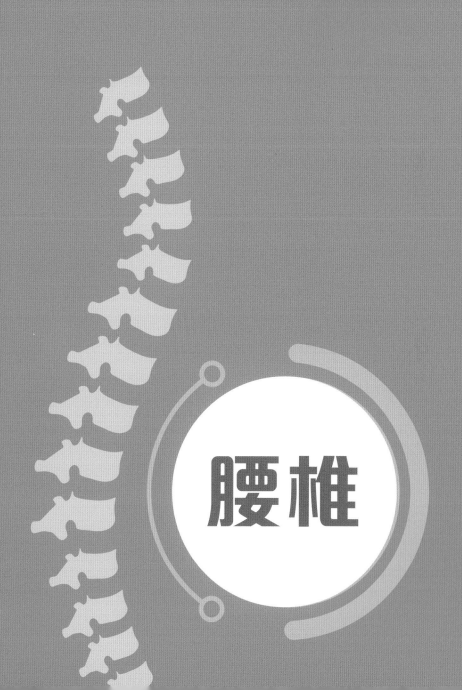

腰椎

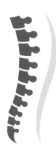

腰痛自救
睡前拉筋運動減不適

腰痛是相當普遍的日常痛症，有的人在活動時才痛，有的人隨時都痛；有的人緊張，也有人不太理會。面對腰痛，其實可以透過幾個簡單的拉筋動作來紓緩，只要持之以恆便能感受到功效。

身心不適皆可引致腰痛

不論是長期積累的腰痛，或突如其來的腰傷，若是經常感到疼痛，不但降低活動的意願，如果疼痛持續影響到生活各個層面，更會讓人身心俱疲。常見導致腰背痛原因包括以下幾種：

脊骨錯位

脊骨錯位令椎間神經孔收窄，使神經根或神經線受壓，產生腰背痛及麻痺現象。在我們日常活動中，有很多姿勢與動作都會導致肌肉不平衡而致脊骨關節錯位。

錯位的關節會增加神經線的壓力，嚴重的會造成手腳麻痺、針刺痛、灼熱或冰冷的感覺。

椎間盤突出

椎間盤突出症是其中一種引致腰背痛或坐骨神經痛的病因。它不但令人坐立不安、腰背疼痛、腳部麻痺，嚴重時可令人動彈不得無法工作。椎間盤（也就是軟骨）在上下兩節脊椎骨之間，由內層啫喱狀骨髓核及外層的纖維環所構成。椎間盤的作用是吸收脊椎所承受的壓力，並有避震的作用，當我們擺動身體向前或向後彎腰時，椎間盤便同時作出不同形狀來配合身體的動作。但隨年齡增長加上身體長期負重，到了 30 歲左右骨髓核會開始脫水變質，吸收壓力的能力逐漸降低，纖維環也開始出現退化。這時不自覺地做出一些不當的姿勢或動作，便可能造成椎間盤突出。

當腰椎的椎間盤突出時，要留意突出的那節會否令下背感到痛楚，痛楚是否從背部延伸至臀部、大腿（外側或內側）、小腿（後側、前外側或前內側）、足背及腳底感到麻痺，當咳嗽、打噴嚏、彎腰或拿重物時疼痛通常加劇。

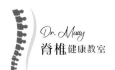
病人亦會覺得站立或走路有困難，身體往往側歪一邊，嚴重者會坐立不安，甚至連臥床都有難度，除了疼痛和麻痺外，也可能造成下肢萎縮無力。腰椎椎間盤突出，最常見是在第四、第五椎間，其次是第五節腰椎及第一節脊骨之間，亦有可能發生在第三、第四節椎間。

透過神經分佈檢查便能確知病人哪節椎骨椎間盤突出，但由於脊椎有一些其他疾病如腰椎脫位、脊椎或脊髓腫瘤、脊椎管狹窄症，均可能引起類似椎間盤突出的徵狀，因此須接受磁力共振掃描，診斷率介乎 85 至 90%。磁力共振掃描沒有輻射相當安全，亦不需住院即可進行檢查。

腰部扭傷

急性腰骨痛通常在扭傷時就馬上感到刺痛，但休息後刺痛感會暫時消失。到第二天早上腰部劇痛、僵硬、不能活動及肌肉拉緊這些現象陸續湧現。病人行路時非常緩慢，腰背微彎並側向一方，坐下後不能挺直腰骨起身，無法自如地站立坐下。部分病人感覺腰痛伸延至背部及臀部，向前彎腰十分痛楚。如傷及軟組織或關節時情況嚴重化肌肉會持續發炎，逐漸由急性腰骨痛變成慢性腰骨痛。

治療急性腰骨痛首重減輕肌肉抽筋及發炎，扭傷後可立刻在患處敷冰消炎，如過了兩天後情況沒有好轉便建議向脊醫求診。等完成治療後要做適當的腰部運動來強化腰肌及鞏固軟組織，腰部才不會反覆受傷。切記不可長期依賴消炎止痛藥來應付肌肉炎或痛症，這些藥物只可在受傷後數天作止痛消炎之用，如長期使用不但延長了肌肉康復的時間，更會增加肌肉內層受傷機會，因為吃了止痛藥後感覺患處痛楚消除，我們便誤以為自己已康復可以活動自如，以致耽誤了找出痛症的原因對症治療。

身心壓力大

　　壓力大時人體的血壓和心率會增加，肌肉也跟着收緊。一旦壓力持續下去，經常性的緊張會導致肌肉疼痛、虛弱，這時可做一些鍛煉心肺及肌肉功能的運動來放鬆身心。

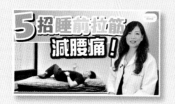

想學習有關的鍛煉運動，請掃描 QR CODE 收看 YouTube 頻道。

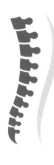

簡單幾招
KO 椎間盤突出

如果你的工作要長期坐着或站立，或是搬運重物、爬高爬低，請當心！長期姿勢不良加上肌肉勞損，很容易引致脊椎毛病，而椎間盤突出正是其中一種常見情況。若椎間盤突出處理不善，可謂後患無窮，絕不容輕視。

脊椎神經結構精密複雜

人體脊椎主要由頸椎、胸椎、腰椎、骶骨及尾骨組成，共有 33 節。每節脊骨之間有一個神經孔，讓與腦部相連的中樞神經透出分叉神經連接身體各部位，例如頸椎神經會延伸到手部；胸椎神經連接內臟及腰椎神經，並經由坐骨神經一路延伸至足部，是非常精密的結構。

除第一、二節脊骨外，每節脊骨之間還有一塊稱為椎間盤的軟骨。其外層為纖維組織，內層則是軟骨髓核，

具有避震、吸收人體活動時脊椎所承受的壓力，以及維持脊椎正常擺動的功用。隨着年齡增長，椎間盤內的髓核開始脫水和變質，纖維環亦出現退化，令椎間盤的吸壓和避震能力大降。倘若此時仍不自覺地做出不良姿勢，脊椎和肌肉持續勞損難免令椎間盤突出有機可乘。

勞損、姿勢不良是脊椎大敵

當脊椎肌肉不能承受身體活動時所產生的壓力，會直接增加椎間盤承受的壓力，令其內壓增強，椎間盤便容易被擠出。運動創傷或意外也是常見導致椎間盤突出的原因，若突出椎間盤壓到神經線，患者會出現肌肉拉扯、疼痛、麻痺痛或針刺痛等徵狀，而整條脊椎中尤以弧度聚焦點，即腰椎第五節與骶骨第一節（L5-S1）、腰椎第四節與第五節（L4-5）、腰椎第三節與第四節（L3-4），及頸椎第五與第六節（C5-6）的軟骨突出最為常見。再者，腰椎椎間盤突出會造成腳部反射痛；頸椎椎間盤突出則影響病人的肩、背及手部，一般病人的症狀和痛楚程度因受壓神經線的範圍而存在差異。

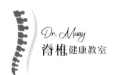

椎 間 盤 的 代 謝

　　椎間盤並沒有血管供應營養，它有一套自然代謝的方法以保持椎間盤健康。營養進入和廢物排出對椎間盤十分重要，如果兩者失衡便會產生營養不足或過多廢物積聚的問題，引致椎間盤脫水、退化而撕裂。既然沒有血管，那麼營養是如何進入椎間盤的呢？其實營養必須經過「滲透」（Diffusion）的方式進入椎間盤，並利用「對流」（Convection）的方法將廢物排出。

　　當我們的椎間盤在無重狀態下會產生滲透效果，例如將身體平躺就是一個好方法，這個正常運作會在我們晚上睡覺時進行。至於對流，其實是把脊椎向前彎，這會將椎間盤內的液體推出，然後挺直脊椎，再把脊椎向後彎，這樣做可以將液體推進椎間盤內，此類動作在日常間不妨勤加練習。

　　現代人不論坐姿、站姿或走路都經常姿勢錯誤，久而久之椎間盤內的液體一點一點流失，導致椎間盤代謝失衡，腰痛、頸痛就來報到了。要有健康的椎間盤必須維持正常代謝，並透過正確的姿勢及強化運動來提升椎間盤健康。

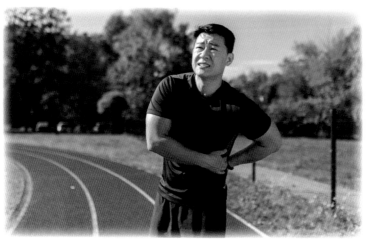

運動創傷或意外也是常見導致椎間盤突出的原因。

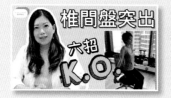

想學習有關的鍛煉
運動，請掃描 QR
CODE 收看 YouTube
頻道。

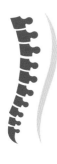

簡單運動緩和
椎間盤原發性痛症

椎間盤原發性痛症（Discogenic Pain），會引起病人較長期的腰背痛，也經常會引起腿部麻痺或者是繃緊的情況，症狀與坐骨神經痛很相似。這些痛症通常發生於 20 至 30 多歲較為年輕的人士，而非好發於長者。

真實個案

椎間盤原發性痛症的病人，往往已經做了很多治療，或是一些肌肉放鬆的療程，甚至不停運動強化自己的腹肌及腰肌，但都好像無法改善腰背痛問題。照完磁力共振也看不出有椎間盤突出的情況。他們最大的徵狀就是當維持坐姿很長一段時間，例如久坐辦公室起身時會覺得腰部繃得非常緊，需要彎着身體才能站起來。平常打噴嚏、咳嗽或彎腰做一些動作時，腰背亦會感覺疼

痛，就算拉完筋後情況好轉一陣子，但之後故態復萌，有這類症狀的病人只要透過磁力共振檢查便能看出端倪。以下是一位 20 多歲病人的磁力共振影像，從影像可清楚觀察到病人椎間盤的損傷情況。

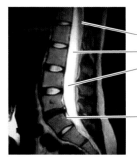

腰椎第一、二、三椎看得到椎間盤白白的，代表椎間盤中有水分及營養。

第四椎椎間盤裏面看起來偏黑，有輕微椎間盤突出。而白色圈圈代表纖維環撕裂，撕裂口容易有化學物質滲出導致神經線發炎。

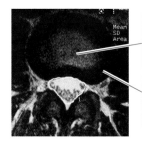

從腰椎第一、二、三椎的橫切面觀察椎間盤的情況，中間這白白的位置就是水核。

旁邊是洋蔥圈般的纖維環，由比較堅硬的膠質包圍着水核，這邊看起來沒有問題。

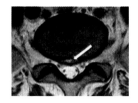

第四椎間盤橫切面裏面，看起來偏黑，相比上圖，水核也沒有這麼白，可見椎間盤僅稍微突出。而白色圈圈代表纖維環撕裂，撕裂口容易有化學物質滲出導致神經線發炎。這些病人常會咳嗽或打噴嚏，彎腰時化學物質會從撕裂的範圍漏出來，導致神經線發炎而引起腰背痛。

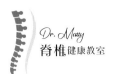

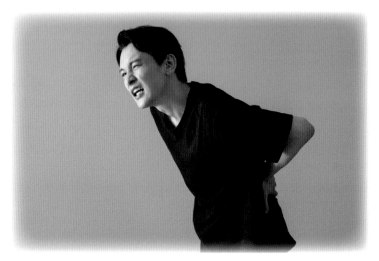

椎間盤原發性痛症會引起長期腰背痛或腿部麻痺繃緊。

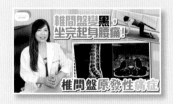

想學習有關的鍛煉
運動，請掃描 QR
CODE 收看YouTube
頻道。

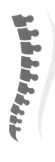

腰痛吊單槓
掌握技巧免傷腰

常常有病人問：「有椎間盤突出、坐骨神經痛，吊單槓聽説很好？」其實最重要是接受治療紓緩痛症，令椎間盤突出的情況穩定下來後再吊單槓，發揮復健效果，吊單槓如果做錯了會令肌肉更加繃緊。吊單槓的動作可以放鬆肩膊、腰部位置，並釋放脊椎間的壓力。動作看起來很簡單，操作時多留意一些技巧，效果可以很不錯。

留意單槓的高度及手拉單槓的位置

單槓的高度很重要，站在地面時雙手必須碰到單槓，才不會那麼容易拉傷。雙腿接觸到地面可以防止身體擺動，因為如果雙腿離開了地面，身體少不免也會有些微晃動，這時我們本能地會施力固定身軀，效果就會

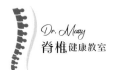
打折扣。拉單槓時，雙手不必太用力，只要確保身體不會摔跌便可。

反手拉單槓動作有助放鬆胸大肌及肌肉

拉單槓時手掌心向外就是正手，調轉手掌心向自己就是反手。因為我們平日經常做雙手旋前的動作，當我們正手抓單槓也做旋前動作時，肌肉習慣向前就會變寒背，因此以反手做單槓運動，不但能打開膊頭令胸腔壓力減少，同時也能放鬆胸大肌的肌肉。反手抓單槓時雙臂距離不要太遠，否則不易發力。鍛煉過程中可以找適合的角度慢慢嘗試 ，雙臂距離慢慢收窄，直到貼到耳朵旁邊。單槓高度要適宜，進行單槓運動前也不妨做一些膊頭的熱身動作，轉一轉膊頭，慢慢逆時針、順時針轉一轉減少受傷的機會。

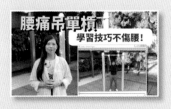

想學習有關的鍛煉運動，請掃描 QR CODE 收看 YouTube 頻道。

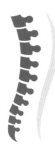

脊椎管道狹窄
增加椎間盤突出徵狀

45歲陳先生由一年多前開始覺得左腰疼痛，過了一個月後，左後膝感覺有針刺痛。最特別的是每次行路大約十分鐘，後腿及腰部便不能支撐下去，一定要停下來休息。無論行路時間長一點，站立時間稍微久些，或做出腰向後彎的動作，腳部及腰部的痛楚都會增加。

陳先生也留意到每次腰部及腳開始痛時，只要將腰輕微向前彎或蹲下來都能令痛楚獲得紓緩。從陳先生的磁力共振掃描片中看到他的腰椎第四到五節（L4-5），及腰椎第五節至骶骨第一節（L5-S1）有中度突出，但應不至於令他的情況那麼嚴重。再細心觀察掃描中的橫切面，會發現腰椎管道內出現退化以致管道口收窄，所以就算不是嚴重程度的椎間盤突出，也已令脊椎孔內的神經線受壓而產生以上的徵狀。

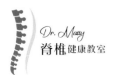
脊椎管道的結構

每一個脊椎骨的中間都有一個「窿」，就像管道一樣，人體的脊髓就在這個管道內通過來幫助我們傳送信息（見圖一）。但這個管道會隨着年齡而產生變化，身體經長年累月的損耗，椎間盤功能會日漸退減，而脊椎管道內周邊的範圍更會出現退化增生導致管道口內收窄，如果遇上椎間盤突出的情況，可能引發更明顯的疼痛（見圖二）。

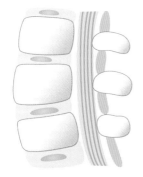

圖一：正常的脊椎管道。

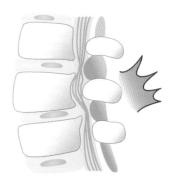

圖二：脊椎管道退化收窄。

其實陳先生的椎間盤突出不算很嚴重，所以過往得到的專業意見都傾向以普通腰患來處理。但原來脊椎狹窄帶來的影響更大，若一個兩毫米椎間盤突出發生在一個沒有脊椎管道狹窄的人身上，他可能甚麼徵狀都沒有；

反之如果同一個兩毫米椎間盤突出發生在患有脊椎管道狹窄者身上，便可能會產生較重的徵狀。以上的論點顯示，就算掃描中看見椎間盤輕微突出，都要觀察脊椎管道的情況再行斷症。

脊椎管道退化無法逆轉

椎間盤突出兼有脊椎管道狹窄治療過程相對複雜，時間上亦比較漫長，一般可能用上三個月至六個月不等，因為退化了的脊椎管道無法逆轉，只能從椎間盤減壓治療的過程中將椎間的距離增大一點，儘量減輕神經線受壓程度以緩和病人的痛楚。若病人有緊急性的徵狀如大小便失禁、持續性肌力衰退減弱、痛楚劇增，這便要考慮到手術的必要性。

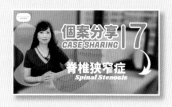

欲進一步了解相關治療，請掃描 QR CODE 收看 YouTube 頻道。

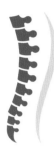

認識脊椎神經孔狹窄症

別說聽過脊椎神經孔狹窄症（Foraminal Stenosis），許多人可能連脊椎神經孔在哪裏都未必知道呢！其實在椎骨與椎骨中間的中樞神經線，再分岔去左邊和右邊的位置就是脊椎神經孔，例如在頸椎左邊和右邊的神經線便會延伸到手部，在腰椎左邊和右邊的神經線則延伸到腳部。脊椎神經孔狹窄症會引發哪些症狀及不適？

脊椎神經孔狹窄症是甚麼？

經常有病人帶着磁力共振的報告詢問我，究竟報告顯示的脊椎神經孔狹窄症是甚麼意思？可見這個病症大家都很陌生。

簡單來說，骨與骨之間有兩邊的脊椎孔，神經線就在這個空間裏穿梭出來。有些病人因為椎間盤突出及出現大範圍的骨刺，引致脊椎孔狹窄而壓着神經線。幸好這類骨刺並不影響椎管內的中樞神經線或馬尾神經線，所以患有脊椎孔狹窄症的病人，通常不會有大小便失禁的問題。

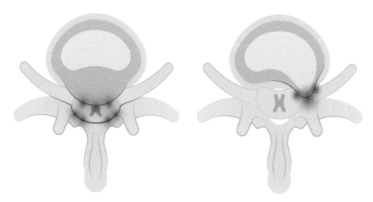

左圖是椎管狹窄，右圖是脊椎孔狹窄。

　　此外脊椎孔會因為經年累月的退化或者勞損，促使韌帶退化而增生骨刺，椎間盤磨損時也會衍生椎間盤突出，壓住脊椎孔旁邊的神經線而發炎腫脹，進而引起痛症、痺症或者無力的情況。

　　脊椎神經孔狹窄症與脊椎狹窄有甚麼分別？正常狀況下椎管的空間很闊很大，一旦患有小關節退化勞損，

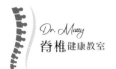
或有較明顯的椎間盤突出。這個椎管的空間愈來愈小，在中樞神經線無法貫穿的情況下，便會壓着中樞神經線而產生較多的嚴重個案，例如病人可能腳突然無力跌倒，或者大小便失禁。如果這些情況比較嚴重，病人可能需要接受手術才能改善症狀。

至於保守治療，主要是先處理病人腳痺及疼痛的問題，可以利用一些脊椎的神經保守治療為神經減壓。除了以保守治療紓緩神經線壓力，還能透過運動加速康復。

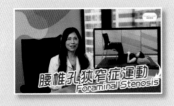

想學習有關的鍛煉運動，請掃描 QR CODE 收看 YouTube 頻道。

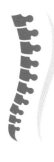

椎間盤纖維環撕裂的原因及徵狀

真實個案

36歲朱小姐準備參加每年一度的馬拉松賽事,比賽前數個月已開始練跑,在練跑過程中出現數次腰痛,由輕微至中度的痛症持續出現,如果停止練跑稍作休息腰痛便消失。

朱小姐如此進行練跑一段時間腰痛突然加劇,無論怎樣休息都沒有好轉跡象,停跑並接受物理治療後痛楚紓緩,但恢復練跑後腰痛又再發生,這次站立、睡覺、起床、轉身時腰都非常痛楚。經過診斷,確認朱小姐的症狀是由腰椎間盤纖維環撕裂所引起。

椎間盤在上下兩節脊椎骨之間,由內層的骨髓核(啫喱狀物)及外層的纖維環纖維韌帶猶如洋蔥圈般一層一層構成。椎間盤的作用是吸收脊椎所承受的壓力,

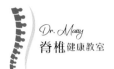

亦有避震的作用，當我們擺動身體、向前或向後彎腰時，軟骨便同時形成不同的形狀來配合身體的動作。

纖維環撕裂的原因

隨着年齡增長加上身體負重，一般人到了 30 歲左右髓核會開始脱水變質，吸收壓力的能力逐漸降低，纖維環也開始退化。當我們不自覺地做出不正確的姿勢或動作，外層的纖維環便可能因壓迫或突然的震盪導致鬆脱或出現裂口（缺口），令椎間盤內的髓核脱出壓住神經根，導致腰痛腳痛。這個狀況常見於進行高強度運動例如足球、長跑，或工作時必須操作器械的人士身上。

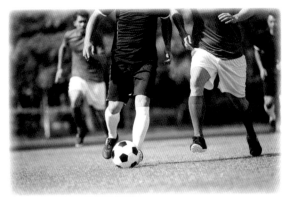

經常從事高強度運動，或工作時必須操作器械人士，較易出現纖維環撕裂。

常見徵狀及治療方法

當纖維環撕裂，流出的髓核會帶有化學物質，這些化學物質可產生極高的炎性，令受壓迫的神經根痛楚加劇。患纖維環撕裂的病人一般出現幾個情況：

- 病情較急性，而且以早上起床時的徵狀較為嚴重。

- 病者一般不能坐久、不能站久也不能行動，躺下時後大腿拉扯疼痛。

- 通常腰部痛楚多於腳部，若出現腳痛可延伸至單邊或兩邊腳。

- 咳嗽、打噴嚏或排便時，腰部及腳部痛楚會增加。

- 在檢查下肢神經時，雖出現神經反射不正常（類似椎間盤突出的徵狀），但從掃描影像只顯示纖維環撕裂異樣，並沒有椎間盤突出的問題，因而被錯判為肌肉或關節勞損，無法獲得適當的治療。所以要準確診斷，不能單靠觀察掃描影像，還要細心聆聽病人的病歷及相關徵狀，才能作出精準的臨床診斷。

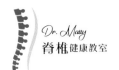

對於大部分纖維環撕裂的病人來說，保守治療的效果理想，尤其 COX® 椎間盤減壓治療法成效顯著。治療時病人會躺在一張特製的減壓床，進行減壓之後椎間盤內壓力持續降低，這時可讓椎間盤外層的纖維環有足夠時間進行修補。在纖維環修補完好前，若椎間盤再次受壓纖維環便會再度撕裂，髓核繼續溢出並壓着神經根引發痛症。所以病人在未完全康復前要避免拿重物，應停止劇烈運動，不要久站久坐，不要健身、做瑜珈、打球、跳舞或游泳，必須儘量休息直至康復。

另外，疼痛時可諮詢醫生，服用消炎止痛藥或有麻醉成分的藥物，幫助減輕急性痛症。如果進行保守治療數月仍得不到理想的效果，便要考慮接受進一步的檢查，以確定手術治療的必要性。

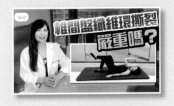

欲進一步了解相關治療，請掃描 QR CODE 收看 YouTube 頻道。

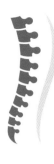

嚴重腰部椎間盤突出
不動手術行嗎？

真實個案

溫小姐數年前因為嚴重椎間盤突出引起腰腳痛楚及麻痺，由於當時她準備結婚所以沒有考慮其他醫生「做手術把椎間盤切除」的建議，後經筆者用了三個月進行 COX® 椎間盤減壓治療後，她終於慢慢康復過來。

溫小姐之後便維持每三個月做一次保健性 COX® 椎間盤減壓治療，最近她準備懷孕，筆者知悉後建議她做磁力共振掃描，檢查一下當時第四、第五節嚴重突出的椎間盤情況，結

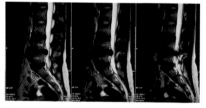

治療前

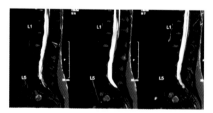

治療後

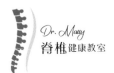

果驚喜地發現原本的椎間盤突出已獲得大大改善，之前神經根被壓着的狀況亦消失。

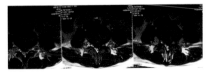

治療前

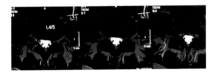

治療後

COX® 椎間盤減壓治療法是甚麼？

COX® 椎間盤減壓治療法（COX® Decompression Manipulation）是由美國的脊骨神經科醫生 Dr. James M. Cox 於 1960 年代研發的治療法，沿用至今已逾 50 年，且現已發展出 COX® 第八代減壓床（COX® 8 Decompression Table）的治療。

COX® 椎間盤減壓治療法是利用一張特製的 COX® 減壓床，脊醫再按着病人椎間盤突出的一節進行減壓。在減壓過程中，會產生以下幾個效果：

- 可降低椎間盤（軟骨）內壓力。
- 增加脊骨椎節間的空間。

- 可減少纖維環和神經根的壓力。

- 有助回復脊椎活動能力。

其中 91% 病人在三個月內能達至最大的改善，78% 病人報稱得到「良好」至「優越」的治療成效。病人平均只須經過 12 次治療，便可達至最大的改善幅度（29% 需要多過 20 次治療，17% 需要多過 30 次治療）。

COX® 認證脊醫才可做 COX® 減壓治療

必須強調的是，因為整個減壓過程是由脊醫操控，並不是 COX® 減壓治療床自動擺動，所以很講求脊醫的經驗以準確判斷應放出及減低椎間盤內相關的壓力，從而達到最佳效果。要執行 COX® 減壓治療必須經過很嚴謹的訓練及認證過程，通過每兩年一次的評核才可獲得認證。讀者若有興趣，可參閱 COX® Technic 的官方網站。

由於筆者是首名香港 COX® 認證脊醫，亦是從 1994 年引入此治療法，在臨床上幫助無數病人獲得理想

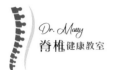
治療效果。所以藉此讓讀者認識，只有 COX® 認證脊醫
方能進行 COX® 減壓治療法。

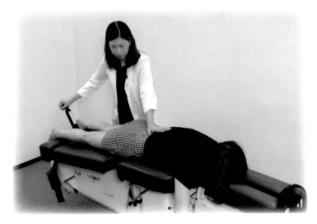

COX® 椎間盤減壓治療法的過程是由脊醫操控，
很講求脊醫的經驗以準確判斷應放出及減低椎
間盤內相關的壓力，達到最佳效果。

療效經多方學術研究及臨床證明

COX® 椎間盤減壓治療已經通過多方學術研究及臨
床實證其減除背痛的療效，包括由美國聯邦政府國立衞
生研究院 United States National Institutes for Health
（NIH）、衞生資源及服務局 Health Resources and
Services Administration（HRSA）、私人贊助、臨床

醫生及志願者所贊助的實驗室試驗和臨床試驗。而在學術研究上，COX® 椎間盤減壓治療的成效亦於多項醫學出版教材及同儕審閱期刊（Peer-review Journal）上刊載。相關資訊可參閱 COX® Technic 的官方網站[註]。

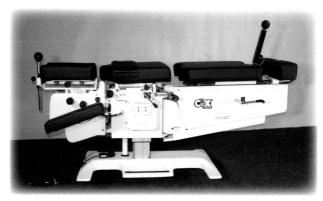

COX® 減壓床。

註：欲進一步了解，
請掃描 QR CODE
瀏覽網站資訊。

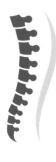

椎間盤切除後
有機會再次突出

真實個案

50歲李女士是家庭主婦，半年多前彎腰拿重物後便出現腰腿痛，磁力共振掃描後發現腰椎第四、第五節椎間盤有 0.7 公分向中左突出（見圖一），壓到少許馬尾神經及左方神經根。李女士經過大半年物理牽引治療，並服用藥物後都不見好轉，左腿反而開始乏力、拉緊、小腿抽筋及麻木、不能久坐或多走路，醫生建議可接受脊椎神經注射阻隔治療，或切除突出椎間盤手術。之後李女士找筆者求診，希望進行 COX® 椎間盤減壓治療，看能否不要動手術。

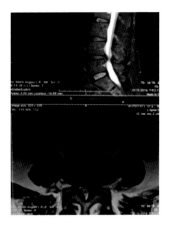

圖一

但由於李女士已做了六個月保守性物理治療，加上她有左腳乏力及晚間輕微尿頻現象，所以決定再以磁力共振檢查確認情況。從當日所拍的磁力共振片子，發現她腰椎第四、第五節椎間盤已突出達 0.9 厘米，壓向馬尾神經線的情況也比之前更甚（見圖二），同時病人明顯出現神經缺損現象，故建議她應手術切除突出的椎間盤。李女士迅速做了微創切除突出椎間盤手術，術後她先前的腰腿痛、乏力等症狀大大改善。

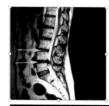

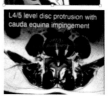

圖二

　　醫生囑咐術後應完全避免提拿重物、不可做重力運動或過分勞動，可惜病人沒有遵行，術後三星期李女士患處的椎間盤又突出了（見圖三），使腿部及臀部痛楚麻痺。病人不想在短時間內再次動手術，加上情況不嚴重，便接受筆者 COX® 椎間盤脊椎神經減壓治療。經過四個月達 30 次的 COX® 椎間盤減壓治療後，病人腿部、臀部的疼痛及麻痺消失，磁力共振檢查對比發現術

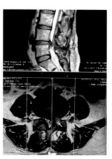

圖三

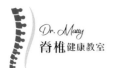

後再突出的椎間盤明顯縮小收回，之前壓到神經的情況
也改善不少。

微創腰椎間盤切除術

　　微創腰椎間盤切除術屬於外科手術，可減輕椎間盤
突出對神經根、脊髓造成的壓力。腦神經外科醫生會在
病人腰部開一個小切口，並取出部分或所有的椎間盤，
在某些情況下醫生還會取出部分椎骨以減輕壓住神經所
引起的症狀。傳統開放式脊椎外科手術有較大傷口且會
分離肌肉，微創手術只有一個小切口或多個小切口，加
上使用肌肉擴張器，腦神經外科醫生可在脊椎的周圍分
離肌肉而不會切割肌肉，這種方法可保留脊椎周圍肌肉
和血管的功能。

　　病人在全身麻醉鎮靜下進行微創手術，醫生首先在
病人腰部做一個小切口，然後放入擴張器逐漸擴張或分
開腰部的肌肉和結構，並移除壓住神經線的椎間盤或骨
刺，最後把肌肉及切口縫合。

手術後的護理小貼士

　　術後二至三天，除了用饍及睡覺，其他時間應戴上腰封。下床時側臥至床邊，以手臂力量撐起身體，同時雙腳伸至床下後再坐起。下床後可站立、行走、避免久坐或久站，站立時脊椎維持平直、腹部收回、將膝微彎，可減少脊椎壓力。應穿平底鞋或運動鞋，勿穿高跟鞋，鞋子需有防滑功能。術後六至七天，可坐在硬面且有椅背的椅子，坐姿要正確勿彎腰及扭轉身體，也不要斜坐於椅上。一般術後活動原則包括：

- 第一週，可短距離散步、不可駕車、舉重物及運動。
- 第二週，可短時間坐、站、散步及短距離開車，但仍不可運動。
- 第三、四週，可做些輕鬆工作，但絕對禁止造成背部壓力的動作，例如舉重物、旋轉腰部等。
- 第四至六週內，勿久坐，儘可能多站立及行走。
- 第八週，可開始從事輕微勞動工作，但仍須避免旋轉腰部及提重物。

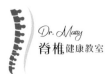

脊椎健康教室

- 第十二週，可恢復以往的工作量，但避免搬重物。
- 半年到一年，避免頸、腰、背部過度勞累，以防椎間盤再突出。

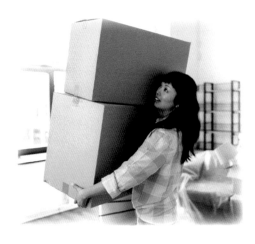

接受微創腰椎間盤切除術後，要避免搬重物。

手術療法及術後保健治療

手術療法的目的主要是緩解神經壓迫症狀，避免受壓迫的神經受到更嚴重傷害。病人若有以下徵狀便要考慮接受手術：

- 出現無法忍受的疼痛，或用各種藥物都不能減輕腰背或腿部疼痛。

- 不適情況嚴重影響日常生活或出現大小便失禁，這稱為馬尾神經症候群（Cauda Equina Syndrome）。

- 接受保守治療超過三至六個月以上，疼痛或麻痺症狀都無法紓緩。

- 保守治療期間，仍出現神經缺損現象。

　　至於術後的保健治療，目的是幫助患者減輕術後的痛症和痺症，同時恢復脊骨的活動功能。COX® 椎間盤減壓治療是一項安全有效的治療方法，經醫學臨床研究和實證可知，對椎間盤突出或術後椎間盤再突出都有顯著的功效。一般病人可在術後 6 至 12 週後接受 COX® 椎間盤減壓治療；如病人接受了脊椎融合手術，可在術後 12 至 16 週後開始進行治療；如發現椎間盤術後再次突出，可立刻接受該項治療。

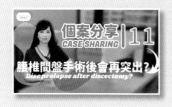

欲進一步了解相關治療，請掃描 QR CODE 收看 YouTube 頻道。

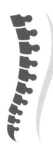

腰椎滑脱可致
雙腳無力及腰痛

54歲林女士，20多年前因一次滑雪跌倒後經常感覺腰痛，近來亦開始覺得雙腳乏力、有拉扯感及疼痛麻痺，經磁力共振掃描後發現腰椎第四、五節出現第二級的脊椎滑脱症，兼有嚴重椎管狹窄症而壓住馬尾神經線。

林女士因出現馬尾神經線的症狀，後轉介手術治療，手術後病人康復理想，之前的神經痛症及馬尾神經線受到壓迫的症狀都消失了。（見圖一）

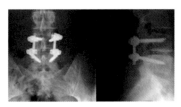

圖一：手術後，患者神經痛症狀都消失了。

脊椎滑脫症的成因

脊椎滑脫症（Spondylolisthesis）是指某一節脊椎骨向前滑脫移位，造成馬尾神經或神經根的壓迫、牽扯，繼而產生下背痛或坐骨神經痛的症狀，下背痛有時會延伸至臀部或大腿後側，有一部分病人會伴有椎管狹窄症的症狀，導致下肢痠痛、麻木。

此症主要是因為脊椎骨的結構發生問題。脊椎骨節位於旁邊的關節間（Pars Interarticularis）產生缺陷，這種關節間出現分開式延長的情況，可發生在脊椎骨節的兩邊或只出現在單一邊。通常病人不會感覺疼痛，除非滑脫的情況嚴重至壓住神經，否則一般來説病人都不會感到任何痛楚，很多時候會在 X 光片或磁力共振掃描中，無意間發現這個缺陷。

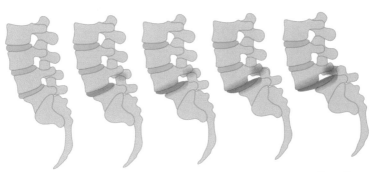

正常脊椎	第一級： <25%	第二級： 25-50%	第三級： 50-75%	第四級： >75%

形成腰椎滑脱的因素很多，大多數的病人是因為腰椎椎弓解離或退化所導致。多數（第一級）腰椎滑脱症的病人沒有明顯的症狀，若有輕微症狀只需保守治療及休息就可改善。但有少數的病人（尤其是第二級以上腰椎滑脱的病人，見圖二），

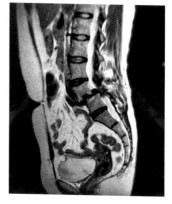

圖二：第二級的脊椎滑脱。

會產生明顯的疼痛及嚴重神經壓迫等症狀，這時就必須接受手術的治療。一般來說，腰椎滑脱可分幾個類型：

發育障礙性（Dysplastic）

在骶骨第五節脊椎骨出現先天性脊椎裂的情況，因而造成日後脊椎骨向前滑脱。

創傷性（Traumatic）

因意外創傷令脊椎骨骨折，繼而形成日後的脊椎滑脱。

退化性（Degenerative）

脊椎骨退化令脊椎關節間出現伸延的情況，漸漸形成脊椎滑脱。有研究指出，退化性的脊椎滑脱通常發生在腰

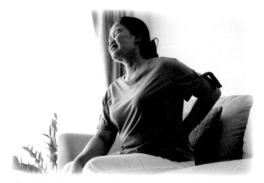

女性超過 60 歲後患脊椎滑脱，比例較男性高出六倍。

椎第四節（L4），女性超過 60 歲後患此症比例較男性高出六倍。

病理性（Pathological）

因罹患骨病、骨癌、骨質疏鬆及柏哲德氏病（Paget's Disease）等原因，引發脊椎滑脱。

常見症狀及治療方法

前面提到一般脊椎滑脱病人都不會有太大的症狀，但因病人有腰背痛時，通常醫生會替他們做 X 光或磁力共振掃描檢查，有時透過片子就會看到病人的脊椎滑脱，

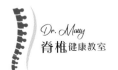

這可能是由於脊椎關節間的缺陷而看到脊椎關節位分開；或是看到脊椎關節位延長了；又或是椎間盤及脊椎嚴重退化，因而造成脊椎滑脫症。

嚴重的脊椎滑脫有機會壓着神經而誘發病症、衍生痛楚，一般會出現於骶骨、大腿或可反射至腳底，而腰部則呈現僵硬無法彎腰的情況，尤其當提取重物後或長時間彎腰、久坐後，症狀往往更為明顯。

治療方面，因為大部分的脊椎滑脫病人都沒有明顯症狀，所以通常不需治療，除非嚴重至壓住神經或脊椎滑脫的情況極不穩定，才需要考慮做手術。

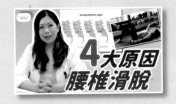

欲進一步了解相關治療，請掃描 QR CODE 收看 YouTube 頻道。

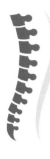

伸展運動助平衡腰肌

四項因素引致腰部肌肉失衡

腰痛是都市人常見的脊椎健康問題，引致腰痛的原因很多，但其中最常見的就是肌肉不平衡所帶來的腰痛。

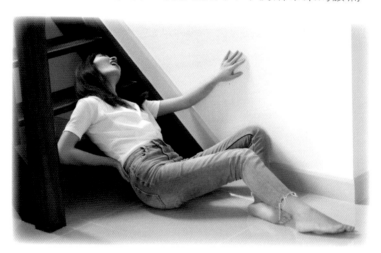

突如其來的拉力令身體肌肉受傷，例如跌傷、運動創傷等。

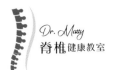

　　人體的腰部必須依靠兩組肌肉來作平衡，但如果我們經常用某一組肌肉來借力，這組肌肉便會鍛煉過強，過強的一組會增加肌肉的拉力和緊張度，引致關節、韌帶及肌腱問題，再令周邊神經過度受壓而產生腰痛。引致肌肉不平衡的原因眾多，主要可分以下四項：

意外受傷

　　一些突如其來的拉力令身體肌肉受傷，例如跌傷、運動創傷、提重令肌肉或韌帶撕裂等。

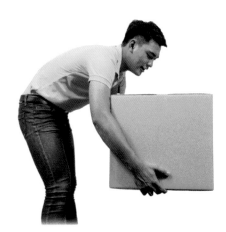

提拿過重物件有機會令肌肉受傷及韌帶撕裂。

活動不足

現代人普遍活動量不足，長時間坐着或站立，只會令腰部肌肉由最初的緊張繼而僵硬、衰弱無力。這會影響血液循環令受傷的肌肉無法快速癒合，也會使人經常感覺疲倦。

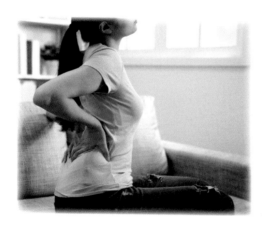

長時間坐着或站立，只會令腰部肌肉由最初的緊張繼而僵硬、衰弱無力。

不正確姿勢

肌肉受傷再加上姿勢不正確會令腰痛的情況加劇，繼續加深肌肉不平衡的現象。

過分運動

多數人遇上腰痛，通常是趕緊去做伸展運動，於是上網尋找動作示範希望能改善腰痛的程度。但原來這樣反而有機會做錯運動令腰痛變本加厲。

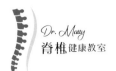

　　因為不少人在未確定腰痛成因下，往往鍛煉到過分緊張的肌肉（過強的一方肌肉），令這一部分的肌肉愈練愈強，相對上另一邊原本較弱的肌肉就變得愈來愈弱。如此一來腰痛不但沒有改善，反而更加疼痛了。因此在進行任何鍛煉前，還是先看醫生，確認不適的原因對症下藥才正確。

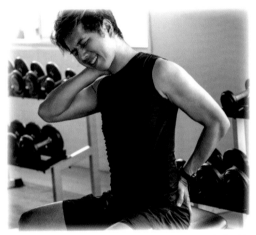

不少人在未確定腰痛成因下，往往鍛煉到過分緊張的肌肉。

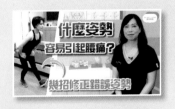

欲進一步了解相關治療，請掃描 QR CODE 收看YouTube 頻道。

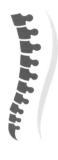

脊骨退化可致
腰椎小關節滑液囊腫

55 歲的關女士，是位全職家庭主婦，腰痛持續了四個月，之後還出現左腳及腳趾麻痺徵狀。關女士接受了四星期的物理治療後，不適未見好轉，醫生替她照磁力共振後，發現腰椎從第二節至第五節嚴重退化。另外又發現腰椎第四、五節間的小關節上有一個 20x12x13 毫米的滑液囊腫，囊腫阻塞了左邊椎管位置，壓着左邊神經根。經 COX® 椎間盤減壓治療 18 次後，腰痛、腳痛及麻痺感消失。關女士現在每

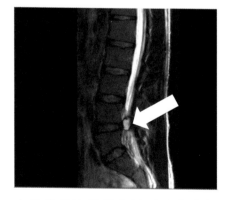

小關節滑液囊腫位置（磁力共振直切面影像）。

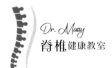

三個月進行一次保健
減壓治療，情況開始
穩定下來。

　　小關節滑液囊腫
是一個充滿液體的小
囊，一般都屬於良性
囊腫。通常發生於超
過 45 歲或年齡較長

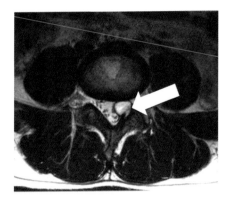

小關節滑液囊腫位置（磁力共振
橫切面影像）。

的人士身上，65 歲或以上長者尤其普遍。滑液囊腫的起
因多與脊骨嚴重退化有關，由於關節退化導致周邊滑液
增加，增多了的滑液進入關節滑液膜而形成滑液囊。滑
液囊裏含有發炎細胞和纖維蛋白，並有增生現象。

臨床徵狀及診治

　　滑液囊腫的病徵與椎間盤突出非常相似，都有坐骨
神經痛或椎管狹窄症的跛行現象，病人的腰痛及腳痛亦
會因應日常的姿勢而改變。平時坐下時，痛楚會緩和一
點，但起身走路或將腰挺直，腰及腳痛就會再次出現。

原因是病人坐下時，囊腫壓着椎管的空間張開，受壓的神經根壓力得以減輕，痛楚因而紓緩下來。利用磁力共振掃描，可明確掌握滑液囊腫的位置、分佈及囊腫大小，而 X 光較難看到囊腫的影像。一般的診治方法包括：

保守治療

利用 COX® 椎間盤減壓治療，可令椎管張開紓緩神經根的壓力，同時增加患處血液循環從而緩和腰痛及腳痹情況。一般大約經過 12 次治療後，病人的腰痛及腳痹可減少 30 至 50%。

神經外科手術治療

通常醫生會利用微創脊椎減壓手術減低神經根受壓程度。至於非手術法則包括在腰椎小關節注射類固醇，或刺穿囊腫等等。

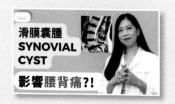

想學習有關的鍛煉運動，請掃描 QR CODE 收看 YouTube 頻道。

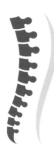

紓緩懷孕期盤骨壓力的運動

懷胎的過程對大部分女性來說是幸福與辛苦參半的，特別大腹便便有可能引致椎間盤突出造成腰腿疼痛，找對方法減輕不適非常重要。

真實個案

34 歲金小姐懷孕七個月，每天都會行跑步機，懷孕期間亦維持運動習慣。一次行完跑步機後感覺腰痛且後腿拉緊，起初以為拉傷肌肉，但過了數天後腰部疼痛加劇，腿部持續拉緊且有麻痺徵狀。因懷孕不能服用止痛藥或消炎藥，亦不可作 X 光、磁力共振檢查，金小姐於是來求診。經筆者檢查後發現她因為椎間盤突出壓着神經引發腰腿痛，接受 COX® 椎間盤減壓治療後症狀大大改善。筆者亦建議金小姐在懷孕期間停止行跑步機，改做較為緩和的慢行散步運動。

受到懷孕期間體內荷爾蒙分泌的影響，韌帶及軟組織會變得鬆弛，關節較容易扭傷。又因胎兒日漸長大令媽媽身體前傾，腹部前挺的姿勢增加了腰椎的弧度，腰部椎間盤負重壓力自然增大。孕婦應注意站立及行走的姿勢，儘量維持腰部挺直，所謂不正確站立姿勢是將腹部向前傾。正確站姿是腰背挺直，雙膝輕微彎曲，肩背向後而勿向前傾。

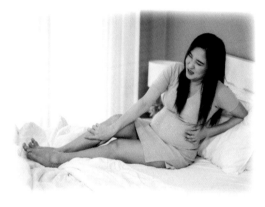

受到懷孕期荷爾蒙影響，韌帶及軟組織變得鬆弛，關節較易扭傷。

懷孕期需斟酌運動量

椎間盤是一種軟骨組織，呈現啫喱狀，作用是令脊椎擺動及負重避震。但隨着年齡增加，軟骨的彈性慢慢變差，一些外力衝擊便會令椎間盤受壓而突出，突出的軟骨壓着神經根就可能引發腰腿痛。

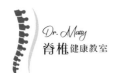

運動對孕婦的確有益，不但可控制懷孕期間的體重，還能紓緩身心的壓力，但須注意不可運動過量，以免弄巧反拙。孕婦適宜步行或做一些簡單的盤骨操，另外其他帶氧運動如散步、游泳均是理想選擇。但要記住一點，每個人的體能狀態不同，不論做甚麼運動都要量力而為。

不少孕婦都有腰背痛的困擾，但擔心接受脊骨矯正會影響胎兒或自身安全。事實上，脊醫能透過治療大大減輕孕婦腰痛的情況，而且治療方法非常安全。

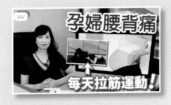

想學習有關的鍛煉運動，請掃描 QR CODE 收看 YouTube 頻道。

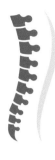

脊椎腫瘤引起的雙腿乏力及麻痺

真實個案

李先生 48 歲，從國內到香港找醫生醫治雙腿麻痺及乏力症狀，他在國內兩年間接受了中西療法都無法改善病情。李先生兩年前覺得腳踭痛，但慢慢發現自己走路時腳步不穩，大腿肌肉無力，漸漸地雙腿有麻痺感覺，快步時提腿有困難，近期還出現小便頻密現象。

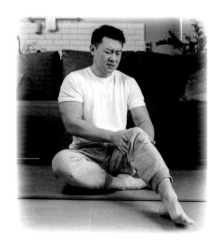

大腿肌肉無力、麻痺、快步時提腿有困難等，是脊椎出現腫瘤的病徵之一。

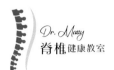

　　經詳細問診及檢查後，感覺李先生的症狀實在不尋常，可能是嚴重椎間盤突出壓着馬尾神經而引起馬尾神經綜合症（Cauda Equina Syndrome），又或是脊椎腫瘤壓着脊髓而產生病變。筆者立刻為他安排磁力共振掃描脊椎，果然發現他胸椎第九、十節脊椎內，長了一個兩厘米大的神經鞘膜瘤（Nerve Sheath Spinal Tumor），情況嚴重已壓到脊髓。

　　當日立刻將他轉介到腦神經外科醫生處，並安排入院接受手術切除腫瘤。術後第二天，病人雙腳乏力及麻痺的症狀已獲得明顯改善。

脊椎內原發性腫瘤分三類

脊髓硬膜外腫瘤

　　生長於脊髓硬膜外的腫瘤，最常見的是脊椎轉移癌，除了可能直接壓迫脊髓之外，也可能破壞脊椎體而造成病理性骨折。

脊髓硬膜內腫瘤

　　生長在硬膜內的腫瘤多半是良性瘤，最常見的是神經鞘瘤及硬膜瘤，一般而言可經手術安全切除而不對神經功能造成任何影響。

脊髓內腫瘤

　　生長於脊髓內的腫瘤，最常見的是室膜瘤、星狀細胞瘤，也可經由手術徹底的切除。

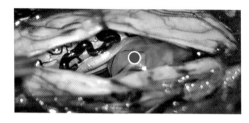

神經鞘膜瘤（見藍點標示處）。

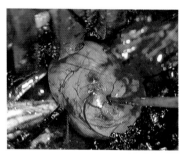

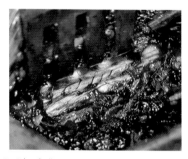

神經鞘膜瘤切除手術。

　　一般來說脊椎管腔內良性腫瘤不會轉移到其他部位，也不會有立即性生命危險，但因生長在脊椎管腔內，

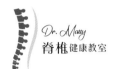
體積大時會壓迫脊髓神經，產生類似坐骨神經痛的症狀，嚴重時會導致下半身癱瘓，久而久之將無法恢復正常。

脊醫每天都會遇到很多患有脊椎神經痛的病人，我們必須有專業的精準診斷，必要時及時轉介病人接受適當治療，如此方能給病人最快最佳的幫助。

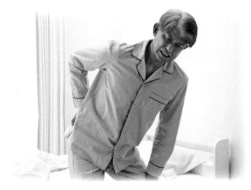

脊椎管腔內良性腫瘤，有時會造成類似坐骨神經痛的症狀。

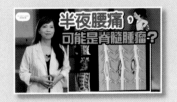

欲進一步了解相關治療，請掃描 QR CODE 收看 YouTube 頻道。

脊椎術後腳痛及麻痺

真實個案

60歲的謝女士受腰背痛及腳麻痺困擾多年，兩個月前開始感覺腳部痺痛的程度加重，亦發現只要久站或走路 10 分鐘左右，右腳會出現乏力、不能提足（神經原性跛行）的情況。磁力共振掃描顯示，謝女士腰椎第四、五節因為嚴重椎管狹窄壓迫到馬尾神經（見圖一、二），於是轉介她給腦神經外科醫生進行手術評估。

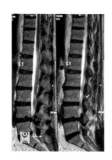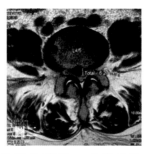

磁力共振掃描顯示腰椎第四、五節嚴重椎管狹窄。

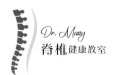

微創脊椎手術

　　經醫生評估及檢查後，認為病人應以微創手術處理脊髓壓迫的症狀。由於病人的腿部無力嚴重影響生活，亦因馬尾神經的壓迫會持續減低日常的活動力，所以使用手術治療是較為有效的方法。手術方式是微創椎板切除減壓術，過程將整個椎板移除後，脊髓受壓的程度便會減少，病人的症狀亦會大大改善（見圖三、四）。

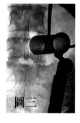
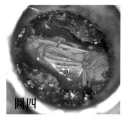

圖三　　圖四

微創椎板切除減壓術。

手術療法

　　手術的目的主要是緩解神經壓迫症狀，避免受壓迫的神經受到更嚴重傷害。病人若有以下情況，便要考慮接受手術：

- 無法忍受或用任何藥物都不能減輕腰背痛及腳痛。

- 嚴重影響日常生活或出現大小便失禁，這種情況稱為馬尾症候群（Cauda Equina Syndrome）。

- 接受保守治療超過六至八星期都無法紓緩疼痛或麻痺症狀。

- 保守治療期間，仍出現神經缺損現象。

術後的保健治療

保健治療的目的是幫助病人減輕術後痛症和麻痺，同時幫助恢復脊骨的活動。COX® 椎間盤減壓治療法，無論臨床或驗證研究都顯示有助改善椎間盤突出或術後背痛。一般病人可在術後 6 至 12 星期後接受 COX® 椎間盤減壓治療。如病人接受了脊椎融合手術，可在術後 12 至 16 星期後開始進行治療。

COX® 椎間盤減壓治療法與牽引治療的分別

進行 COX® 椎間盤減壓治療時，脊醫會按着病人突出的椎間盤椎節或做了手術的椎節進行減壓。在減壓過程中能帶走椎節產生的炎性物質，增加患處血液循環，加速患處的痊癒。治療時會進行多方向減壓，從而修補腰部軟骨關節部位各方活動的能力，另外再配合正確姿勢及運動，病人一般在治療後 4 至 12 星期，坐骨神經痛或術後的徵狀便會大大改善。

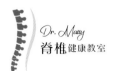

　　牽引亦是減壓治療的一種，可惜設計上只有單一方向的張力，而且拉長時力度會集中在整排腰椎上，相對 COX® 椎間盤減壓治療由人手按着突出椎間盤或經過手術的椎節，既有效地控制壓力又不影響其他正常椎節。

　　反之牽引治療必須加大拉長力度才能處理突出的椎節，這會令其他正常的椎節負壓過重，同時亦擾亂了正常腰椎肌肉內的體感神經末梢（Propioceptor），導致肌肉因過分拉長而產生強烈抽緊。這就是一些病人做完牽引後不能挺起腰椎走路或產生更甚腰痛症狀的原因。牽引也不適合做了椎間盤手術的病人，因過分拉長的力度會影響術後椎節的穩定性。

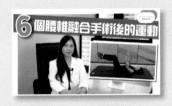

想學習有關的鍛煉運動，請掃描 QR CODE 收看 YouTube 頻道。

感染性脊椎及椎間盤炎

真實個案

67 歲馮先生因長期患有頸痛、腰痛及手腳麻痺而來求診，X 光及磁力共振均顯示其頸椎及腰椎有勞損性退化，頸椎第五、六節出現椎管狹窄，腰椎第五節椎間盤嚴重突出壓向骶骨第一節神經根，引起腳部麻痺。

馮先生不想做手術，他希望透過保守性治療令病情進一步紓緩，同時減低惡化速度。經數月 COX® 椎間盤減壓治療後，頸腰痛及手腳麻痺已大大改善，並計劃之後減至一星期做一次 COX® 椎間盤減壓治療。但不久前某日下午接到馮先生來電，他表示腰痛突然惡化，腰腳不能活動且極為痛楚，也有輕微發燒的現象，接着還出現小便困難及腿部乏力麻痺。照這個情況判斷，病人似乎已出現了急性馬尾神經綜合症的症狀。

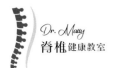
筆者立即轉介病人給腦神經外科醫生並即時入院，經仔細檢查發現馮先生血液受到金黃葡萄球菌感染，肺部及腰椎硬脊膜都受影響，磁力共振顯示腰椎硬膜有膿腫，正壓迫着脊髓，必須緊急進行減壓手術並放出椎管膿腫。術後病人的腰痛改善，發燒減退，醫生繼續以靜脈抗生素對抗細菌。麻煩的是，頑強的細菌令馮先生兩日後再度感染腰椎硬膜膿腫，馮先生只好再一次接受腰椎放膿手術。幸好術後病人的病情已穩定下來，只需在家中休養。

致病成因及治療

此症感染途徑多從血液受細菌感染後循環至脊椎體，再經由椎板直接感染椎間盤而引致脊椎及椎間盤發炎。感染可伸延至脊椎硬膜引起膿腫，硬膜膿腫會壓迫脊髓進而導致神經痛症，如腰痛、腳麻痺，甚至急性馬尾神經症狀。相關症狀包括發燒、發冷、失禁、下背部嚴重疼痛、下身麻痺，疼痛可伸延至腳部、膊背及手部。一般會透過病人臨床症狀、血液分析、影像檢查如電腦

斷層掃描以及磁力共振、抽取膿腫化驗確認感染菌種來診斷。

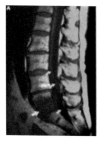 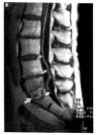 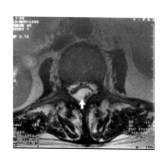

腰椎硬膜膿腫

　　如果病人已出現神經壓迫症狀，必須施以減壓手術及清理膿腫，也要配合抗生素對抗細菌。平時若出現持續性腰背痛並合併其他症狀，必須及早找出原因進行治理，因延遲診斷及醫治有機會引起永久性下背痛，或發生神經缺損造成失禁、下身麻痺或手腳麻痺。

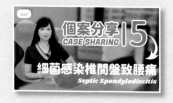

欲進一步了解相關治療，請掃描 QR CODE 收看 YouTube 頻道。

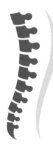

難纏的脊椎術後
腰腿痛症治療

57 歲楊女士，因腰椎第四、五節椎間盤嚴重突出導致椎管狹窄壓迫到馬尾神經線，影響了兩邊臀部，雙腳也覺得疼痛。雖然症狀不至於造成雙腳乏力或大小便失禁，但因怕病情惡化最後還是接受了微創手術，做了脊椎第四、五節椎板切除及脊椎關節面切除術。

但是手術後第三天右腿出現嚴重疼痛及麻痺，並伸延至腳底，無論坐、站、行、躺平，沒有一個姿勢可減輕痛楚。磁力共振影像顯示手術未完全清除右邊椎管狹窄的情況，醫生建議病人儘快接受第二次微創切除腰椎椎孔手

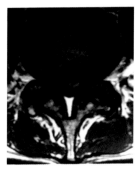

腰椎椎間盤嚴重突出致椎管狹窄迫壓着馬尾神經線。

術，以清理右邊的椎管問題。

　　病人在第一次手術後，無奈地在同週內接受了第二次微創手術。第二次手術後，病人的腿及腳部疼痛大大減輕，惟雙腳仍有些許拉緊的感覺。可惜第二次手術八星期後病人的雙腳突然間有火燒、麻痺感，左腳踇趾及腳掌有拉緊感，服食消炎止痛及控制神經藥物後引起作嘔及頭暈的副作用，於是醫生便停止病人的藥物治療，同時轉介給筆者做 COX® 椎間盤減壓治療[註]。經過一個月的診治後，病人腳部火燒現象消失，麻痺感也減輕了，只是踇趾及腳掌拉緊情況仍待改善。

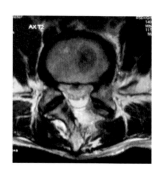

椎板切除及脊椎關節面切除術。

註：欲進一步了解，
請 掃 描 QR CODE
瀏覽網站資訊。

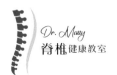

情況多發生於手術三至六個月後

引起持續性腰椎術後腰腿痛，可能是因為術後脊椎不穩定而產生的神經痛，加上軟組織受傷及肌肉痙攣等，通常發生於手術三至六個月後。很多研究報告指出，脊椎術後會出現疤痕組織（Epidural Fibrosis），這些疤痕組織的形成是因手術後受創的骨膜和脊旁肌肉產生纖維變化而逐漸衍生的。

疤痕組織通常依附在脊椎神經根，所以形成壓迫或牽扯作用，使病人再次出現痛症。亦有其他研究顯示，手術後的神經根因自身引發病變令疤痕內長出對痛楚極敏感的新生痛覺神經，這些痛覺神經可能就是引起術後背痛、腿痛的原因。

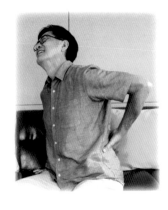

疤痕組織通常依附在脊椎神經根，形成壓迫或牽扯作用，使病人再次出現痛症。

治療脊椎術後痛症極具挑戰性

　　治療脊椎術後痛症是一項極具挑戰性的任務，除了要幫助病人減輕痛楚外，還要處理他們情緒上的失落，因為病人往往抱着「一試成功」的心態接受手術，偏偏手術的後遺症令他們非常失望。治療的目的在於減輕痛症和痺症，但術後脊椎內一些神經線可能已受損，永久後遺症如麻痺及繃緊因而無法完全消除。

　　COX® 椎間盤減壓治療無論在臨床或驗證研究下，都有助椎間盤突出或術後背痛的病人改善不適。一般病人可在術後 6 至 12 星期後接受 COX® 椎間盤減壓治療。如果病人接受了脊椎融合手術，可在術後 12 至 16 星期後開始進行治療。

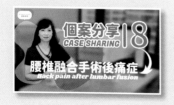

欲進一步了解相關治療，請掃描 QR CODE 收看 YouTube 頻道。

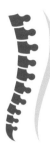

脊椎術後失敗症候群

真實個案

45 歲黎小姐接受了腰椎第五節到骶骨第一節（L5-S1）半椎板切除手術後，腳痺雖然大有改善，可惜腰痛依然沒有減輕，甚至覺得腰部的肌力比手術前更差，行路半小時腰部已感覺乏力、僵硬及痠痛，每次坐上 15 分鐘後，腰部亦出現痛楚，要立刻站立或蹲下一會兒才能紓緩腰痛。同年 6 月她再次要求醫生替她做手術，但醫生認為再做手術都未必能改善痛症，建議她多運動，加強腰背肌力來改善背痛的情況。之後黎小姐便開始游水、跑步及踏單車希望改善腰背痛，惟半年過去腰痛愈來愈嚴重，腳部也重現手術前的麻痺。這種現象稱為「脊椎術後失敗症候群」（Failed Back Surgery Syndrome，簡稱 FBSS）。

造成 FBSS 的原因很多，層面也非常廣泛，包括不適當診斷；手術技巧；繼發性椎間盤突出症；術後引發脊椎神經不穩定；脊椎融合手術後癒合不良；手術本身或術前檢查引起併發症。

術後腰背痛或與新生痛覺神經有關

　　FBSS 並不是全指手術本身失敗，而是指病人在手術後仍持續出現腰背痛、坐骨神經痛，甚至造成功能性障礙等症狀。很多研究報告指出，術後失敗原因之一是脊椎術後出現一些疤痕組織（Epidural Fibrosis），

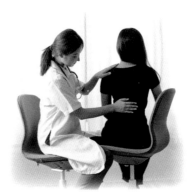

病人手術後仍持續出現腰背痛、坐骨神經痛或有功能性障礙，可能是出現 FBSS。

這些疤痕組織的形成是因手術後受到創傷的骨膜和脊旁肌肉，產生纖維變化而逐漸衍生的。疤痕組織通常依附在脊椎神經根，所以形成壓迫或牽扯作用，病人因而再

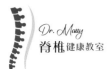

次出現痛症。最近亦有其他研究顯示，手術後的背痛未必與本身疤痕組織直接壓迫神經有關，而是手術後神經根自身引發的病變令疤痕中長出了一些極敏感的新生痛覺神經，這些痛覺神經可能就是引起術後背痛、坐骨神經痛的原因。

手術治療 vs 保守治療

手術治療

手術的目的主要是緩解神經根壓迫症狀，避免受壓迫的神經根受到更嚴重傷害。病人的嚴重徵狀如有以下情況，便要考慮手術：劇烈疼痛，或藥物治療無法減輕腰背痛及腳痛；嚴重影響日常生活或出現大小便失禁，也稱為馬尾症候群（Cauda Equina Syndrome）；接受保守治療超過六至八星期以上，都無法紓緩疼痛或麻痺症狀；保守治療期間，仍出現神經缺損現象。

手術療法的數據顯示在接受手術後六個月內，手術成功率約達 75 至 90% 滿意度，但經過一段時間，卻發現有超過 40% 的病人不滿意手術結果，甚至多於 15%

病人要接受第二次手術，以解決首次手術後仍未獲改善的症狀。

保守治療

　　保守治療是藉着非手術方法進行治療，在幫病人解除痛楚之餘，又能恢復其原有的活動能力。在多項保守治療中，COX® 椎間盤減壓治療^(註)，無論臨床或驗證研究都顯示有助椎間盤突出或術後背痛的病人改善病症。一般病人可在術後 6 至 12 星期後接受 COX® 椎間盤減壓治療。如果病人接受了脊椎融合手術，則可在術後 12 至 16 星期後開始進行治療。

註：欲進一步了解，請掃描 QR CODE 瀏覽網站資訊。

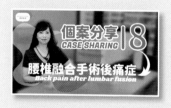

欲進一步了解相關治療，請掃描 QR CODE 收看 YouTube 頻道。

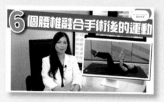

想學習有關的鍛煉運動，請掃描 QR CODE 收看 YouTube 頻道。

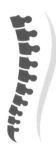

腰椎術後注意事項及復康運動

傷口護理不可馬虎
隨時保持正確姿勢

關於腰椎術後注意事項，無論是切除椎間盤手術、切除椎板手術或融合手術，首先都要注意護理傷口。腰椎手術的傷口一般 7 至 10 天拆線，拆完線後 2 至 3 天才可接觸水，沐浴時勿大力抓洗傷口，避免引起發炎或裂開。開刀後一週內若不小心弄濕，可用乾毛巾或紗布吸乾。另外建議病人避免「BLT」三個動作：B 代表 Bending，意思是要避免彎腰動作；L 代表 Lifting，意即避免抬舉的動作，如果要拾起地上的東西，最好蹲下來將物品拉到身邊，且物品不應超過五磅以免加重腰椎負荷；T 代表 Twisting，也就是不能扭轉身體，如果要拿取物件必須整個人轉過去拿東西，不可只扭動腰部取物。平日也應留意幾點：站立時脊椎、頭部及背

部要儘量保持自然弧度，同時要抬頭、挺胸、收小腹，並適時變換其他姿勢才不會疲勞。不宜坐太軟的沙發和椅子，如果要久坐應選擇餐椅類的椅子，椅背最好加上靠背墊來承托我們的腰椎，坐時將臀部緊貼椅背，兩者之間儘量不要留有空隙，否則反而會增加腰部肌肉負擔。床墊不可太軟，以免肌肉難以放鬆令背部過度彎曲或側曲，睡姿則以側睡或仰睡較佳，俯睡較不宜。

　　有些病人做完手術的初期仍會感到腳麻痹，傷口位置的肌肉可能也比較繃緊，這時可做一些治療來紓緩肌肉，COX® 術後脊椎減壓治療[註]亦有助紓緩神經線。痛症若是椎間盤長期壓着神經線所造成，有時做完手術後神經線需要一段時間才能復元，加入術後的保健治療可助病人減輕痹症及痛症。

　　另外運動也很重要，尤其剛完成手術後肌肉或神經線處於不穩定狀態，需要藉由日常鍛煉和核心肌肉訓練強化腰腹肌肉。配合本篇文章的 YouTube 影片所介紹的運動，適合腰椎切除椎間盤手術以及腰椎切除椎板手

註：欲進一步了解，
請掃描 QR CODE
瀏覽網站資訊。

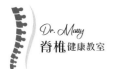

術人士，通常在術後一週便能開始，動作不必按順序，可挑選合適的進行，若運動後腰痛加重或腳更麻痺必須立即停止。

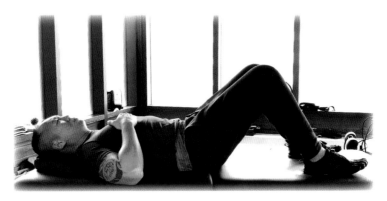

做完手術初期會感到腳麻痺，傷口肌肉繃緊，可做些紓緩肌肉運動來治療。

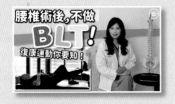

想學習有關的鍛煉運動，請掃描 QR CODE 收看 YouTube 頻道。

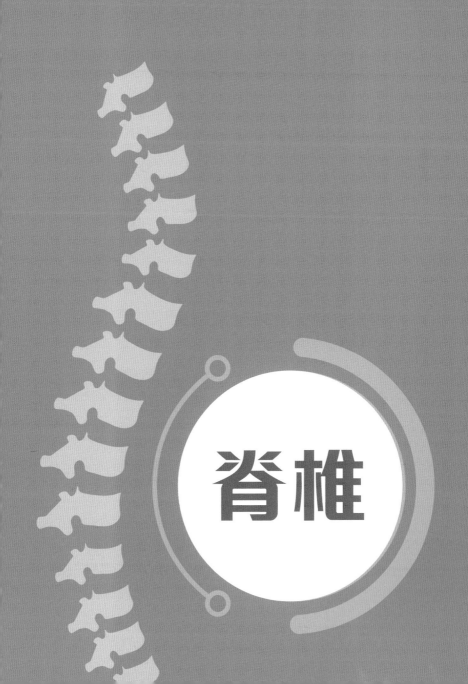

脊椎

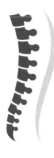

不容輕忽的骨質疏鬆症

大量流失鈣會造成骨質疏鬆，骨質密度變疏呈現一個個小洞，最後骨骼只餘外殼而內裏真空，骨頭脆弱的程度可想而知。

真實個案

78 歲鄭婆婆腰背疼痛多年，去年初病人的腰突然劇痛到難以走路，X 光檢查後發現胸椎第 11 節至腰椎第 5 節嚴重退化，而且在胸椎第 12 節和腰椎第 1 節出現嚴重下陷骨折，壓向神經線，經醫生診斷後認為必須立刻做「骨水泥灌漿椎體成形術」來支撐脆弱的脊椎。手術後兩星期情況沒有太大的改善，再做 X 光檢查，發現腰椎第 1 節多處還有下陷情況，決定在短期內接受第二次骨水泥手術。

手術後鄭婆婆做了一些復康性的物理治療，病情慢慢地緩和下來。但不久前腰痛再次出現，而且比之前更嚴重，左腳麻痺無力，左大腿痛楚猶如刀割，恥骨疼痛，有頻繁尿急的感覺，有時又有排尿困難。病人即時被送往急症室，經醫生診斷認為因嚴重骨質疏鬆退化，腰椎骨再次下陷，骨折並壓向神經線，基本上已不能再做甚麼治療，只能服藥止痛及插尿喉放尿。家人和病人的心情確是難受極了，亦明白骨骼退化是不能回復的，但病人真的希望能做一些治療令她的腳痛和腳痺可緩和一點，不再插喉放尿或可減緩骨骼不斷的退化。

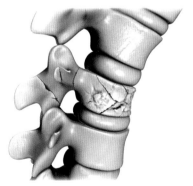

疏鬆的骨質密度可引致
骨裂、骨斷。

　　病人經過 21 次 COX® 椎間盤減壓治療後，左腳漸漸能發一點力，可以提腿走一點路，腳痛腳痺陸續改善。雖然病人現在的情況已比初來時好很多，包括心情及病情都有正面的改變，但能否不必插喉放尿仍須多監測兩

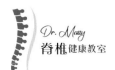

三個月，才能夠試拔尿喉測試排尿功能。這是一個嚴重骨質疏鬆症的個案，特別與讀者分享，盼大家了解預防骨質疏鬆症的重要性。

骨 質 疏 鬆 的 症 狀

初期的骨質疏鬆沒有特別徵狀，婦女過了 40 歲後最好定期接受骨質密度檢測，尤其更年期時體內荷爾蒙分泌改變，雌激素下降會加速鈣質流失，若檢測結果是正數代表骨質現況良好，但並不代表以後都能這麼好，若想保持正數必須持續攝取鈣質食物，做適量運動並照射充足陽光，平常可吃鈣片來補充食物中鈣的不足。

正如我們所聽聞，大量流失鈣會造成骨質疏鬆，骨質密度變疏呈現一個個小洞，最後骨骼只餘外殼而內裏空洞，骨頭脆弱的程度不難想像。當病況衍生時，疏鬆的骨質密度可引致骨裂、骨斷、骨與骨之間的軟骨組織因壓力加大而變薄，最明顯的是令脊椎向前傾，先有「寒背」情況再漸漸形成駝背，同時頸椎變短、頭有昂起現象。由於肋骨下挫至盤骨，壓至患者腹部凸出影響進食

分量，同時更會有背部和腰部骨痛的現象。

　　要補充鈣質可多進食豆腐、腐竹，另外深綠色蔬菜也是理想的鈣質來源。維持骨骼健康需要攝取多種元素，近年美國進行了不少有關鎂質的研究，雖然鎂並不能直接鞏固骨質，但它有促進鈣質吸收的作用，故此適當地吸收鎂質也有好處。

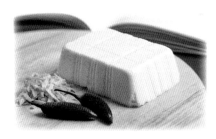

想預防骨質疏鬆，可多吃含豐富鈣質的豆腐、腐竹及深綠色蔬菜，另外含鎂質食物能幫助鈣質吸收，也可適量攝取。

自我評估
骨質疏鬆症風險

◆ 遺傳性

你的家人是否患有骨質疏鬆症	是 / 否
你的體形是否很纖瘦	是 / 否
你的皮膚是否很薄	是 / 否

◆ 荷爾蒙

你是否曾做切除卵巢手術	是 / 否
你是否已到更年期（50 歲或以上）	是 / 否
你的更年期是否提早（45 歲或以下）	是 / 否
你是否曾懷孕	是 / 否

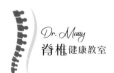
◆ 生活習慣

你是否有吸煙或飲酒的習慣	是 / 否
你是否長期服食藥物	是 / 否
你的飲食習慣是否含有大量油脂、鹽分或咖啡因	是 / 否

◆ 骨質疏鬆的症狀

你的身高是否變矮	是 / 否
你是否有寒背的現象	是 / 否
你是否曾患骨折（手腕、脊骨或盤骨）	是 / 否
你最近是否有牙齒脫落	是 / 否

◆ 活動

你的肌肉是否很繃緊乏力	是 / 否
你是否很少運動	是 / 否

◆ 日常生活習慣

你是否常穿着高跟鞋	是 / 否
你是否經常彎腰或提重物	是 / 否
你是否服食鎮定劑	是 / 否

◆ 鈣質補充

你是否每天攝取足夠的鈣質	是 / 否

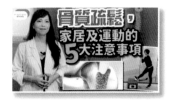

想學習有關的鍛煉運動，請掃描 QR CODE 收看 YouTube 頻道。

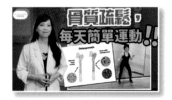

想學習有關的鍛煉運動，請掃描 QR CODE 收看 YouTube 頻道。

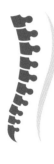

脊椎骨質疏鬆性骨折
如何是好？

67 歲關女士一年多前因頭暈跌倒，入了政府醫院後安排照 X 光，並發現胸椎第 12 節骨折，之後醫院並沒有安排任何治療，只是以一般觀察程序的處理手法跟進。

到今年 4 月，關女士又因雙腳乏力再一次跌倒，X光檢查後並未發現脊椎有新骨折，但之前的胸椎第 12 節開始有下陷及前傾的現象，這次醫生也只是給她消炎止痛藥並囑咐她回家多休息。之後關女士發覺腰痛一天比一天嚴重，無論坐着、行走、站立都無法紓緩腰痛，就算服用了藥物也不能止痛。

病人 5 月來見筆者，由於她的病史及徵狀看來是因雙腳乏力跌倒，加上她本身患有骨質疏鬆症而造成跌倒

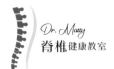

後脊椎骨折，經詳細檢查後決定以磁力共振作頸椎、胸椎及腰椎掃描。結果發現病人的胸椎第 12 節及腰椎第 3 節骨折，胸椎第 12 節尤其嚴重，出現下陷、前傾，亦有輕微壓向中樞神經的跡象（見圖一）。

嚴重的骨折令關女士的腰痛日漸加劇，筆者把病人轉介至腦神經外科醫生處進行針孔微創椎體成形術（Vertebroplasty）。關女士完成了這項小手術後，困擾多時的腰痛幾乎全消失了。

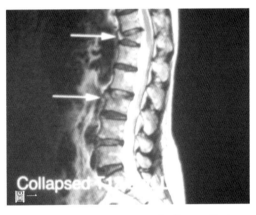

磁力共振檢查發現，胸椎第 12 節出現下陷、前傾，亦有輕微壓向中樞神經的現象。

椎體成形術可強化因骨質疏鬆所致脆弱骨骼

　　椎體成形術俗稱打骨水泥，是以針孔微創的手術，把人造骨粉（丙烯酸膠黏劑）注射到脊椎椎體骨折下陷的地方，強化並鞏固因骨質疏鬆導致脆弱的骨骼，重建椎體的骨骼形狀以防止下陷前傾的脊椎進一步惡化（見圖二至四）。

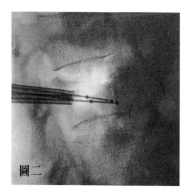

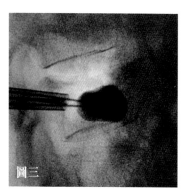

椎體成形術是以針孔微創的手術，注射人造骨粉（丙烯酸膠黏劑）到脊椎椎體。

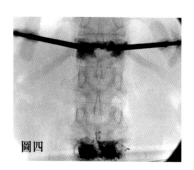

胸椎第 12 節及腰椎第 3 節骨折完成椎體成形術。

111

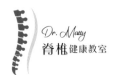

適合進行椎體成形術的情況包括：（1）因骨折造成的持續腰背痛；（2）因嚴重骨質疏鬆致骨骼脆弱，脊骨前傾及出現駝背現象；（3）任何藥物都起不了作用。

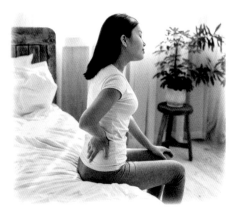

因骨質造成的持續腰痛，可考慮接受椎體成形術治療。

這項小手術只需一小時的時間，病人可在術後 24 小時回家，不須再服止痛藥，但須服用抗骨質疏鬆藥物，來預防脊椎、盤骨或其他部位骨折及下陷。

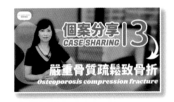

欲進一步了解相關治療，請掃描 QR CODE 收看 YouTube 頻道。

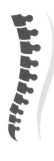

橡筋帶阻力運動 助提升骨質密度

人體的骨質密度在 30 多歲時達至頂峰，之後逐漸下降。要預防骨質疏鬆，必須趁年輕時及早行動，透過飲食及適當的運動為身體積存骨本。

當心骨質疏鬆症 悄悄侵襲

一個人由嬰孩成長至青年期間，身體不斷吸收鈣質，骨骼的密度極高。但過了 18 歲直至 35 歲這段鞏固期，整體骨質已經到達頂峰，往後鈣質開始逐漸流失。正如我們經常聽聞的，大量的鈣質流失會形成骨質疏鬆，若骨質密度變疏，骨骼會呈現一個個小洞，最後骨骼只餘外殼而骨組織間空隙變大，骨骼變得十分脆弱。（見圖一）早期骨質疏鬆症沒有特別症狀，更見預防的重要。

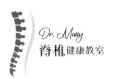

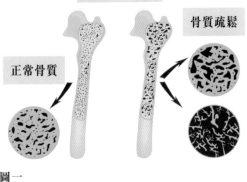

圖一

　　當然骨質疏鬆症並非必然現象，一般發生在女性身上較多，尤其婦女到達更年期，體內荷爾蒙分泌改變，雌激素的下降促使鈣質流失嚴重。而其他較易骨質疏鬆的人士，包括荷爾蒙分泌失調；常服抗生素者；過胖人士或家族遺傳，都是常見致病原因。

　　病人的骨質密度因疏鬆可引致骨裂、骨斷、加重骨與骨之間軟骨組織的壓力而變薄，最明顯是令脊椎向前傾，先有「寒背」情況，漸漸形成駝背，同時頸椎變短、頭有昂起現象，由於肋骨下挫至盤骨，壓至病人腹部突出，影響了進食分量，且病人會有背部和腰部的骨痛情況出現。因着骨骼脆弱，病人也很容易有骨折現象，特別病人多為年長人士，不慎碰撞或跌倒便有此危險，有

時甚至會自發性地產生骨折。當中又以脊骨、大腿骨、手腕骨較常有斷骨，倘若是股骨斷裂，影響比較嚴重。

　　由於早期的骨質疏鬆症並無特別徵狀，病人通常都是在發生骨折時才發現骨質已經大量流失。預防勝於治療，預防骨質疏鬆症的最佳辦法是及早檢查，透過進行DEXA 骨質密度測試，醫生可從應診者的骨質疏鬆程度及受影響的部位，了解應診者健康狀況、體質、病況及成因，作出治療的建議。

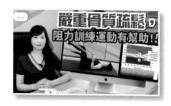

想學習有關的鍛煉運動，請掃描 QR CODE 收看 YouTube 頻道。

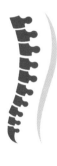

保養椎間盤水分及膠原蛋白不可少

　　退化性椎間盤疾病是指椎間盤發生了變化引起頸部或腰部疼痛。椎間盤在脊椎之間的功能是幫助脊椎減震及保持脊椎的靈活性，因着這些作用我們可以彎身、扭動身體。但隨着年齡增長，椎間盤會出現磨損及退化現象。

椎間盤由水分及膠原蛋白組成

　　椎間盤是由一個柔軟的內水核和一個強硬的外纖維環形成的，並由水分及膠原蛋白所組成。隨着年齡增長，椎間盤會因為失去水分及膠原蛋白而逐漸變薄，加上脊椎骨之間的空間變小繼而壓到神經線導致疼痛症狀。除此之外多年來重複性動作所造成的壓力也會引起纖維環撕裂，椎間盤的椎核可能會透過裂縫突出來，壓着周邊脊椎神經線引發頸痛、坐骨神經痛及手腳麻痺等症狀。

病人可能會感到腰部和頸背部持續疼痛，下背部、臀部或大腿經常會疼痛幾天到幾個月，尤其坐着的時候感覺更糟，有些患者在行走時腿部麻木刺痛，嚴重時腿部肌肉也可能變得無力。

　　醫生會透過了解病史、檢查肌肉及神經反射狀況來尋找致病原因，也會讓病人做些引起疼痛的動作供醫生作判斷，若有需要病人可藉由磁力共振掃描，檢查椎間盤突出有否牽涉周邊脊椎神經線受壓。亦可從磁力共振掃描看見椎間盤因失去水分及膠原蛋白而變黑，這就是退化性椎間盤的變化。

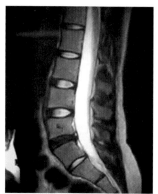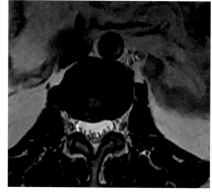

從磁力共振掃描看見椎間盤因失去水分及膠原蛋白而變黑，這就是退化性椎間盤的變化。

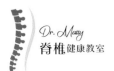

　　脊醫會利用保守治療的方法，來紓緩痛症、炎症、肌肉痠痛和神經痛等。大部分的病人都可透過保守治療完全改善因椎間盤退化而引起的痛症，只有極少數病人需要進一步接受外科手術。

維持姿勢正確是
防病第一步

運動必須合宜

伸展脊椎可令椎間盤保持柔軟度，但負重型的伸展運動就要避免，因為這會增加外層纖維環的壓力，容易造成纖維環撕裂。

保持正確姿勢

生活中各種錯誤姿勢都會增加椎間盤的壓力。

搬重物要特別小心

搬重物時一定要注意姿勢是否正確，如需重複提重可考慮穿戴腰帶保護腰部。

補充水分及膠原蛋白

椎間盤由水分及膠原蛋白所組成，椎間盤和周邊的軟組

織必須有大量水分及膠質，才能保持椎間盤的彈性，因此必須適當補充水分及膠原蛋白^(註)。

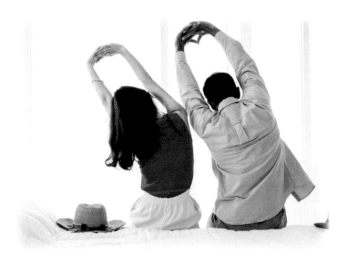

伸展脊椎可令椎間盤保持柔軟度。

欲進一步了解，請掃描 QR CODE 瀏覽網站資訊。

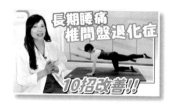

想學習有關的鍛煉運動，請掃描 QR CODE 收看 YouTube 頻道。

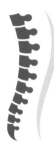

骶髂關節綜合痛症

22歲的蔡小姐，在年初一次意外跌到中挫傷了腰部及臀部。當日並沒有出現明顯痛楚，但兩天後感覺腰部、臀部和前小腹疼痛，腳部還有少許麻痺症狀，特別是骶髂骨異常痛楚。

當她坐下或平躺床上時都會感覺腰部肌肉拉緊。之後蔡小姐向醫生求診服食消炎止痛藥，但藥物令她出現胃痛、頭暈及作嘔的副作用，醫生便停止病人藥物並將她轉介給筆者作非藥物的脊科治療。經數次手療矯正骶髂關節後，病人的腰痛、前腹痛及腳痺已大大改善。蔡小姐罹患的是骶髂關節綜合痛症（Sacroiliac Joint Syndrome）

認識骶髂關節

人體的盤骨是由左右髂骨（Ilium）、左右坐骨（Ischium）、左右恥骨（Pubis）及骶骨（Sacrum）等連結形成環狀結構（見圖一）。盤骨是位於身體與下肢之間的骨架，用來承托身體的支柱。在盤骨後面有兩個骶髂骨關節，與盤骨前面的恥骨關節形成一個穩固的架構（見圖二）。

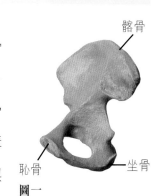

髂骨

恥骨　　坐骨

圖一

骶髂骨關節表面並非光滑之平面，而是呈不規則的，雖然其

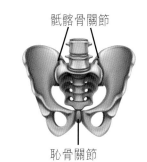

骶髂骨關節

恥骨關節

圖二

面不平，但骶骨和髂骨的凹凸面相嵌得非常吻合。這個骶髂骨關節可以小幅度的滑動及旋轉，但隨着年齡增長，關節的活動力會大大減少。

骶髂骨關節是靠周邊的韌帶和肌肉來穩固的，因此如果韌帶拉傷或發炎，骶髂骨關節會因不穩定而產生痛楚。最常見的就是懷孕後期或產後婦女，因着受到荷爾

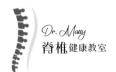
蒙影響而令骶髂骨關節活動大幅度增加，另外過度拉筋、跌倒、拉傷盤骨韌帶、轉身搬重物、坐姿不良（例如翹腳坐、側身坐、轉身打電腦等等），也容易引發骶髂骨關節痛症。

常被誤診為其他病症

　　一般患上骶髂骨關節痛症的病人，都能夠準確指出痛楚位置就是在骶髂骨關節上。他們通常都感覺臀部肌肉緊張攣縮，坐下時臀部痛楚增加，有時還會伸延至髖關節、小腿外側及後側，甚至腳部及腳趾（見圖三），最明顯的便是當病人提腿穿襪時會感到痛楚及吃力，有些病人還覺得自己有長短腳的情況出現。這些症狀常被誤診為坐骨神經痛、椎間盤突出、急性腰痛或骨刺等病症來處理。

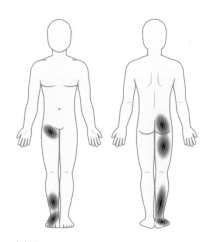

圖三

關於治療，脊醫會利用手療矯正法來糾正骶髂骨關節的錯位（Subluxation），亦會採用冰療及其他輔助性治療來幫助患處消炎及止痛。同時也會指導病人日常正確的站姿、坐姿，並引導他們透過運動來強化、鞏固周邊韌帶及肌肉。

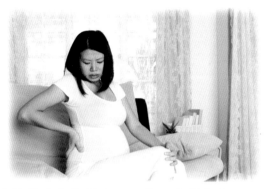

懷孕後期或產後婦女，因荷爾蒙影響令骶髂骨關節活動大幅度增加，容易引發骶髂骨關節痛症。

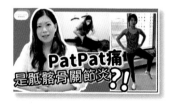

想學習有關的鍛煉運動，請掃描 QR CODE 收看 YouTube 頻道。

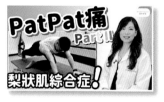

想學習有關的鍛煉運動，請掃描 QR CODE 收看 YouTube 頻道。

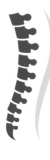

強直性脊椎炎的治療

真實個案

41 歲的馬小姐，22 歲那年開始經常背痛，初時以為是肌肉痠痛，每次食消炎止痛藥會好轉一點，但病情反反覆覆，背痛、腰痛、腳痛逐一浮現，尤其早上常常全身僵硬活動困難，後轉介到風濕科確診為強直性脊椎炎。

這 20 年來每天都只靠消炎止痛藥度日，由於無法阻止病情惡化，她的脊椎硬直不能彎腰，髖關節亦嚴重退化至寸步難行，頸椎不能轉動，膊背疼痛。筆者為馬小姐治療了數年，至今她已不需每天靠藥物止痛，治療除了幫助紓緩關節痛外，亦可防止病情急速惡化，現在她總算能輕鬆一點過日常生活。

強直性脊椎炎
成因及症狀

強直性脊椎炎一般發病於 20 至 40 歲的成年人，男女比例約 5 至 10 比 1。這屬於關節及肌腱炎症，關節間無緣無故發炎起來，影響肌腱附着的關節囊，因關節長期發炎受損後會骨質化，使關節逐漸變得僵硬。椎骨過度耗損令脊椎與椎間盤連接部位退化，結果造成竹節樣的脊椎。

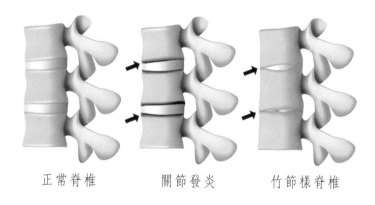

正常脊椎　　　　　關節發炎　　　　竹節樣脊椎

強直性脊椎炎的成因至今尚未完全明朗，但應與免疫系統的缺陷有關，病人的血液中含高度的 HLA-B27 因子。據統計 95% 患者具有 HLA-B27 抗原，其中大約有 2 至 10% 最終會發展成強直性脊椎炎。

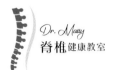
病人有慢性背痛，早上感覺全身僵硬，髂骶骨和髖關節痛楚。有時胸骨及肋骨有壓痛感，亦會出現頸痛及頸部僵硬；偶而有肌腱、韌帶與骨骼連接處發炎；病情較嚴重者，因為脊椎黏連形成竹節樣的椎體，會造成駝背或神經壓迫。

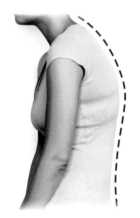
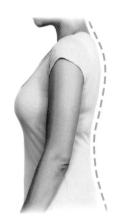

病情較嚴重者，因為脊椎黏連形成竹節樣的椎體，會造成駝背或神經壓迫。

診斷標準及治療目標

臨床診斷，有幾個主要依據：

- 45 歲前有發炎性背痛情形。

- 血液中 HLA-B27 因子呈陽性，及發炎指標（CPR 及 ESR）於活躍期可見增加。

- 有強直性脊椎炎家族病史，或出現反覆性無法解釋的胸痛、僵硬，或單側葡萄膜炎及肌腱、韌帶與骨骼交接處發炎，或其他脊椎關節病變的血清呈陰性。
- 腰椎運動範圍受限。
- 擴胸範圍受限。
- X 光中可見髂骶骨關節炎。

　　此症必須長期甚至終身治療才能減輕痛楚，並保持脊椎活動範圍及功能。由於病人的脊椎及肌腱會變硬拉緊，不能以手療矯正法推動脊骨，但可利用 COX® 減壓床一邊輕力拉動脊椎，一邊以手按壓椎節，這可增加患處血液循環又可紓緩關節拉緊的痛楚。另外運動對病人也非常重要，可多做伸展、游泳等運動維持脊椎活動，過程中應確保姿勢正確以免脊椎變形。

常見藥物治療包括：

- 以消炎止痛藥（NSAID）來減輕痛楚，但可能引起腸胃不適、水腫、腎功能障礙等副作用。
- 以生物製劑來抑制體內甲型腫瘤壞死因子（TNF-a）的活動，因為 TNF-a 因子過多正是導致發炎的常見主因。這種針對身體免疫性疾病的療法，一般建議病發初期使用。

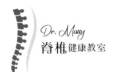
面對強直性脊椎炎，早期診斷及治療可改善病情，如果年輕人有反覆性背痛，或早晨脊椎僵硬徵狀，應立刻求診檢查找出病因。

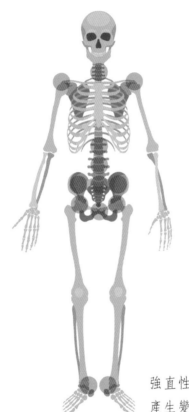

強直性脊椎炎令紅點位置產生變化，要加倍留意。

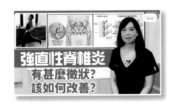

想學習有關的鍛煉運動，請掃描 QR CODE 收看 YouTube 頻道。

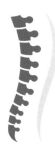

磁力共振掃描
椎間盤突出無所遁形

為甚麼當醫生認為病人可能患有椎間盤突出時，多數建議做磁力共振掃描而不是 X 光？在處理椎間盤突出時，X 光只能拍到脊椎骨的骨骼病變，包括結構、排列、錯位、退化、骨刺等等。而磁力共振掃描能看到椎間盤組織內的結構及水分，椎間盤突出或脫出的情況、神經線受壓迫的程度，以及清楚看到脊椎退化令椎管狹窄的狀況。所以要清楚診斷椎間盤突出，磁力共振掃描是必須的檢查。

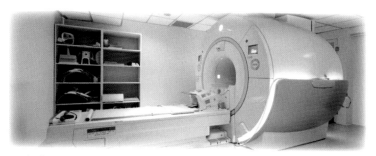

要清楚診斷椎間盤突出，磁力共振掃描是必須的檢查。

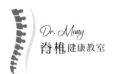
真實個案一：
39 歲的職業模特兒

　　39 歲的 David 是一位職業模特兒，早前因做舉重運動時扭傷了頸部，初時以為是肌肉發炎，但兩星期後仍然覺得頸部及手部痿軟無力、痲痛。接受了 X 光檢查，在 X 光片上沒有發現任何骨骼病變或椎孔收窄的情況，看起來應不是椎間盤突出的症狀，醫生便開了消炎止痛及鬆弛肌肉的藥物。初時服了藥物後症狀稍有紓緩，但相隔兩個月後發現上手臂及右肩背肌肉有萎縮的跡象，而且在舉重時上手臂不能夠發力，感覺手軟、身體開始無力。

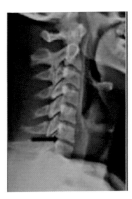
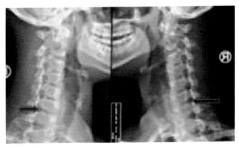

圖左：X 光片上只能看見個案一病人頸椎第六、七節椎間輕微收窄了一些；圖右：在照椎孔的 X 光片上又看不見頸椎第六、七節有收窄現象。

筆者觀察他的肌肉萎縮情況並了解病歷後，認為應該是椎間盤突出的原因，由於 X 光片上只能看見頸椎第六、七節椎間輕微收窄了一些，而在照椎孔那張 X 光片上又看不見頸椎第六、七節有收窄的現象，相信單靠 X 光並不能夠為他診斷出任何原因，後筆者在診所內幫他做了磁力共振掃描，發現他頸椎第六、七節有一處頗大的椎間盤突出壓向右邊神經根，這處便是造成他右邊肩背、手部肌肉萎縮及右手無力的原因，而頸椎第五、六節間也有椎間盤突出，這是他右手麻痺的原因。

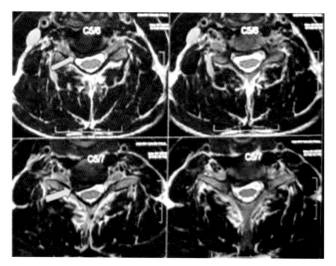

透過磁力共振掃描，可見到個案一病人頸椎第六、七節有一處頗大的椎間盤突出壓向右邊神經根，而頸椎第五、六節間也有椎間盤突出。

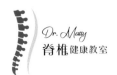

真實個案二：
71 歲的退休人士

71 歲的張女士是一位退休人士，酷愛行山攝影，近幾個月發現左腳疼痛及麻痹，症狀是稍微長時間走路左腳便無力及麻痹，左邊盤骨位置隱隱作痛。

從醫生幫她拍的 X 光可以看見腰椎側彎，盤骨稍微一高一低，整條腰椎骨退化，腰椎第五節與骶骨第一節空間收窄，判斷為腰椎五節與椎間盤突出及盤骨錯位，但做了多次矯正盤骨治療都沒有太大改善。

之後筆者在診所內幫她做磁力共振掃描，發現她的症狀不是因為腰椎第五節有椎間盤突出及狹窄（雖然從 X 光中見到腰椎第五節與骶骨第一節空間真的變小，但也未必能判斷就是腰椎第五節椎間盤突出），反而見到的是腰椎第三、四節間椎間盤突出及椎管狹窄，並壓着左邊神經根而引起她的左腳麻痹疼痛，同時發現她的腰椎第五節椎間盤沒有突出，椎管亦沒有狹窄的情況。

磁力共振準確揪出
椎間盤病症

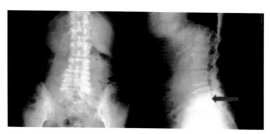

從 X 光看見個案二病人腰椎側彎，盤骨
稍微一高一低；從圖右邊可發現腰椎第
五節骶骨第一節空間收窄。

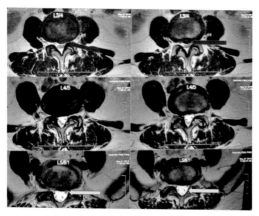

透過磁力共振掃描，可見到個案二病人
腰椎第三、四節椎間盤突出及椎管狹窄
壓着左邊神經根，而不是 X 光看到的腰
椎第五節有問題。

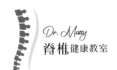

　　根據以上兩個個案分享，會發現透過磁力共振掃描可以清楚分辨出哪節椎間盤突出，哪節脊椎產生椎管狹窄及哪段神經線受壓。

　　如果只看 X 光觀察脊骨弧度、椎間盤位置的距離、脊骨滑脫、骨刺及脊椎孔收窄，又或做指定肌肉及神經反射測試，都不能確認病人是否有椎間盤突出，必須透過磁力共振掃描才可確診，並了解脊椎神經的狀況，繼而做出精準治療方案，對症下藥避免延誤病情。

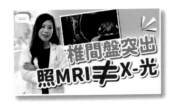

 欲進一步了解相關治療，請掃描 QR CODE 收看 YouTube 頻道。

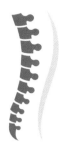

腰頸疼痛陣陣來
認識脊椎小關節綜合症

　　脊椎小關節綜合症屬於關節炎疾病，可引發腰部和頸部疼痛。由於脊骨之間的關節退化，引起小關節內的軟組織破裂並發炎，附近神經末梢便衍生疼痛。藥物、手法治療、關節注射、神經阻隔和神經射頻可紓緩疼痛。

正視小關節疼痛症狀

　　脊椎是由可移動的骨頭組成，稱為椎骨，彼此連接。每節椎骨都是由三個關節合成，前面有一個椎體，後面有兩個小關節，如此一來脊骨才可以彎曲轉動。健康的小關節會隨着背部動作而滑動，可防止脊椎過度彎曲。

　　當一個或多個小關節出現疼痛，稱為小關節綜合症。脊骨的退化可導致小關節磨損，隨着時間演進，小關節囊

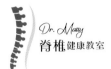

變薄，軟組織破裂、退化而變得不規則，骨刺可能在小關節上形成，退化的小關節難以移動，繼而引起小關節發炎。小關節發炎令感覺神經對大腦發出疼痛信號，也同時引起周邊肌肉僵硬及痙攣。

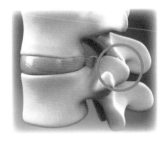

圖中圈起處為脊椎小關節。

病徵與椎間盤突出相似

　　病人腰部通常出現帶着痠軟的疼痛，腰痛可伸延到臀部；如果不適的位置在頸部，疼痛會伸延至肩膀和背部。通常腰部或頸部向後彎或側轉時會造成疼痛，站立或者不活動時疼痛也會加重，而坐着、身體向前傾斜或改變姿勢時，痛楚暫時紓緩。其實小關節綜合症的徵狀與椎間盤突出頗為相似。

　　隨年齡增長小關節的軟組織會逐漸流失，受傷、重複動作、肥胖、姿勢不良和其他脊骨的改變也可導致小關節受損。小關節的變化可能由椎間盤惡化開始，當體重

的負荷轉移到小關節時，就會有軟組織破裂、關節空間變窄、骨骼摩擦增多的現象，因而導致小關節疼痛。

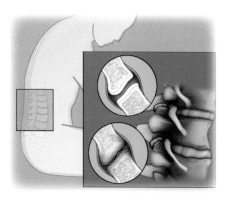

圖中上方圓圈，為小關節內正常的軟組織；下方圓圈，為小關節囊變薄，軟組織破裂、退化而變得不規則。

脊科及其他治療方式

脊科手療矯正對小關節綜合症有一定效果，可改善小關節軟組織受壓情況，有助放鬆受影響的肌肉之外，小關節的活動能力亦可得到恢復。

除了脊科治療，口服成藥也是選擇之一，主要目的是消炎止痛，通常病人服用消炎止痛藥的效果都不錯，不過長期服用消炎藥會有一些副作用。

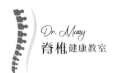

另外也有一種「射頻切除法」（Radiofrequency Ablation），原理是將神經切除，避免疼痛影響日常作息，效果非常好，但要注意因為神經會再生，因此有可能在半年到兩年之後再度感覺疼痛。

如果慢性小關節疼痛症狀持續，試了所有方法都沒有任何進展，這類患者就要考慮接受手術融合關節了。

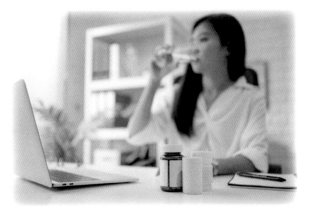

通常病人服用消炎止痛藥的效果不錯，不過長期服用會有副作用。

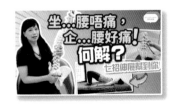

想學習有關的鍛煉運動，請掃描 QR CODE 收看 YouTube 頻道。

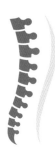

骶管囊腫引神經缺損
應手術治療

當病人照腰椎磁力共振時，很多時候會發現骶骨椎管內長了一個或多個囊腫（Tarlov Cysts），如果這些囊腫小過一厘米，可能不會令病人出現任何徵狀，但如骶管囊腫大至超過 1.5 厘米並壓到神經線，便有可能產生神經缺損現象。

骶管囊腫一般生長於骶骨的第一節至第三節，內裏充滿了腦脊液，囊腫可逐漸增大導致馬尾神經線受到壓迫，引起神經根發炎或產生脊髓病變，使得骨性結構也被侵入破壞。磁力共振檢查可清楚分辨骶管囊腫的位置、大小，及與硬脊膜和神經根的關係。骶管囊腫的症狀與椎間盤突出的症狀相似，也可引起腰腿痛症、麻痹、肌力不足及僵硬、神經缺損等。但最不同之處是如果由骶管囊腫引起，疼痛的範圍主要在大腿內側、小腿內側、小腿後、足底，或肛門周邊等部位，並且疼痛部位多變，

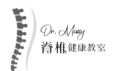
常發生在雙腳不同的位置。通常病人躺平病症會減輕，久站及久行則不適加重，咳嗽或用力時疼痛痺痛的感覺也會變得強烈。

神經缺損應手術治療

一般細小的骶管囊腫多數不會引起任何問題，但若是病人的徵狀引起神經缺損而嚴重影響到日常生活，手術介入可能是最好的選擇。手術時腦神經外科醫生會以微創手術將囊腫中的腦脊液抽出，再封堵阻止脊液進入，然後拿取病人身體的脂肪或肌肉來填塞囊腫空間。（見圖一、圖二）

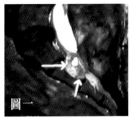

圖一

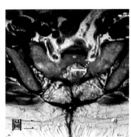

圖二

圖一、二：3.4 X 1.8
厘米 骶骨第二節骶
管囊腫。

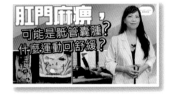

想學習有關的鍛煉
運動，請掃描 QR
CODE 收看 YouTube
頻道。

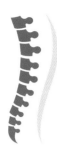

從脊椎 Modic 異變
識別腰痛根源

　　很多病人拿着磁力共振報告，詢問我關於報告內脊椎 Modic 變化訊號的意思，現在為讀者解讀 Modic 異變對腰痛的影響。

磁力共振可檢查出
Modic 異變

　　Modic 異變常發生於脊椎和椎間盤內，只能透過磁力共振掃描觀察病況。Michael Modic 博士於 1988 年首次分析描述脊椎及椎間盤的 Modic 變化，這些變化可根據腰痛的情況以三種類型來描述。分別為一型、二型及三型（見圖一、圖二）。Modic 變化是椎管狹窄症及椎間盤突出之外，常見的引起腰痛的主要原因之一。研究顯示，Modic 變化與腰痛有很大的關係，尤其是一型可能持續出現腰痛。

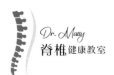
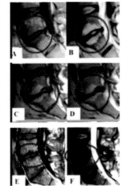

Modic 第一型,細微血管長出

Modic 第二型,骨髓內脂肪滲透

Modic 第三型,椎板硬化

圖一

MODIC CHANGES

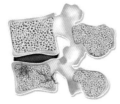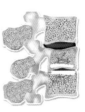

圖二:由左至右,分別是 Modic 第一型,細微
血管長出;第二型,骨髓內脂肪滲透;第三型,
椎板硬化。

Modic 第一型

從磁力共振掃描顯示,椎板長出異常的細微血管,椎板
帶有炎性及水腫跡象,但明顯沒有骨髓變化。

Modic 第二型

從磁力共振掃描顯示,骨髓開始失去正常外觀,骨髓內
脂肪滲透。

Modic 第三型

這是非常罕見的情況，病人除了有腰痛外，磁力共振掃描顯示有椎板硬化及輕微骨折。

病人年齡通常較大

Modic 異變的病人年齡通常較大，而且比沒 Modic 異變的人士有更嚴重的椎間盤病變和突出。研究顯示，患有 Modic 異變與長期嚴重的腰痛有一定程度關連。一型患者相比於二型患者腰痛情況更加嚴重，而二型患者則會出現下肢麻痺無力的情況。

磁力共振掃描會觀察到脊椎 Modic 變化及脊骨形態和影響範圍，可作為診斷腰痛的關鍵指標，藉此醫生可更加了解個別病人腰痛的成因和嚴重程度，並為病人定立更適切及個人化的治療方案。磁力共振掃描對醫生作出準確的臨床判斷幫助甚大。

治療方面，一型及二型 Modic 異變，除了透過保守治療處理腰部疼痛的症狀外，最重要的還是要經常做伸展肌肉的運動來強化腰部，透過肌肉體適能訓練達致減少腰痛的目的。

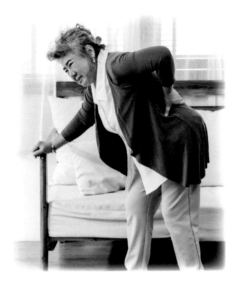

Dr. Matty
脊椎健康教室

Modic 異變的病人年齡通常較大。

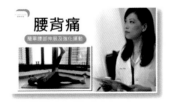

想學習有關的鍛煉運動，請掃描 QR CODE 收看 YouTube 頻道。

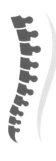

產後盤骨錯位
衍生尾骨疼痛

真實個案

34 歲伍小姐誕下寶寶兩星期後，發現盤骨及尾骨不停地疼痛，坐下來的時候尾骨痛楚更是加劇，只在躺平時痛感才能稍微減退。

伍小姐是餵母乳的媽媽，婦科醫生給她止痛藥並告知不會影響餵哺母乳情況。可是服了藥及轉介物理治療三星期後未見改善，又擔心服用止痛藥會影響寶寶，只好默默承受尾骨的疼痛，無奈一個月後尾骨疼痛不但沒有消失還慢慢延伸至臀部。

病人來見筆者，經檢查後發現伍小姐尾骨可能因生育時用力過度引致尾骨韌帶受損發炎，加上懷孕後韌帶放鬆令盤骨產生錯位以致腰部肌肉過緊，經幾次盤骨矯正及尾骨治療後，情況終於獲得完全改善。

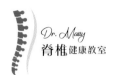
尾骨痛症以女性居多

尾骨位於脊椎骨最尾端的位置，所以稱之為尾骨。尾骨是由三至五節的椎骨所組成，它的形狀似三角形，尖的一端朝向下方。（見圖一）尾骨由韌帶將它連在骶骨的尾部，當我們走路或彎腰時尾骨的活動幅度不大，但坐下時尾骨便會向內被推動22度左右，所以平日的坐姿會影響尾骨受壓的程度。

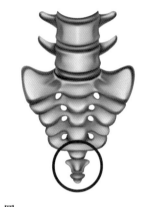

圖一

尾骨比較長及向前傾的女性，懷孕後出現尾骨疼痛的機會相對較高。

尾骨痛症（Coccydynia）一般常發生在意外受傷、跌倒後、孕婦生產後或重複性尾骨勞損後。病人通常以女性居多，可能是因為女性的盤骨構造獨特，尾骨弧度向外的緣故。又因女性懷孕後盤骨韌帶比較鬆弛，尾骨在生產時容易被推出錯位引致痛症。另外尾骨比較長及向前傾的女性，懷孕後出現尾骨疼痛的機會也相對較高。

臨床徵狀及治療

病人的尾骨通常在坐着或久坐後感覺疼痛，疼痛程度視乎座椅的軟硬度或維持坐姿的時間。病人會感覺尾骨有刺痛感且周圍非常敏感，用手指輕輕按尾骨時便覺得十分刺痛，有時痛楚甚至伸延到腿部。

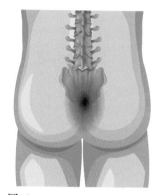

圖二

（見圖二）部分人在排便或月經來潮時尾骨特別疼痛，這種情況下如果坐着時經常朝尾骨不痛的一方施力，很快就會因為盤骨壓住神經，致使背部及腳部痛楚麻痺，且不適會一天比一天更甚。

正常的尾骨是輕微向前彎的，但跌倒受傷或孕婦因生產導致尾骨錯位，都會令周圍的軟組織及韌帶拉緊而造成痛楚。透過 X 光檢查可看到尾骨錯位的情況，可能是向前傾，或向左或向右偏的錯位。

經脊醫詳細檢查，便會知道尾骨錯位的程度及傷患的位置，脊醫會利用電療、超音波及激光來紓緩軟組織

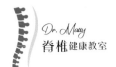
發炎並止痛，再利用一種特別的儀器（Activator）來糾
正尾骨錯位，因為這時尾骨位置向內移，不能只是用手
矯正，之後可再用手法矯正錯位盤骨。病人一般接受 10
次治療後已有明顯進展，坐着時尾骨及盤骨的痛楚已大
致消除。

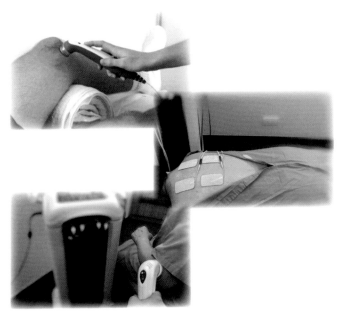

脊醫會利用電療、超音波及激光來紓緩軟組織發炎
並止痛。

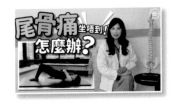

欲進一步了解相關
治療，請掃描 QR
CODE 收看 YouTube
頻道。

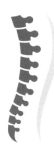

T4 綜合症
讓你大笑也會痛

真實個案

吳先生從事室內設計，須長時間使用電腦，最近幾個月出現第二、三隻手指麻痺，手前臂疼痛，上肩膊繃緊，上背位有拉扯痛感，還有少許頭痛。多次接受頸椎手法及物理治療也不見好轉。

幾番求醫的吳先生後來被轉介至筆者診所，為他做了磁力共振檢查，雖然頸椎有退化及少許頸椎椎間盤突出的現象，但都不太嚴重，不像是引起他種種不適症狀的原因。

再進一步詳細檢查後，發現患者胸椎第四節周邊的軟組織特別敏感，尤其按壓這個位置時，手部及頭部出現分散式痛症，因此確診他是患上 T4 綜合症，也就是胸椎第四節綜合症。經過五次胸椎治療後，病人手部痠痛及麻痺症狀獲得極大的改善。

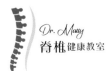

T4 綜合症的徵狀

　　T4 綜合症大部分徵狀都出現在單一邊背部及手部，但也有一些個案會分佈在兩邊手部位置，引起的不適包括：

- 上手臂及下手臂疼痛。
- 上肩、下手臂及手掌麻痺。
- 上背肌肉及關節疼痛。
- 可能有輕微頸痛。
- 放射式痛症分佈於肩胛骨、肋骨及前胸口位置。
- 上背胸椎第四節繃緊。
- 頭痛。

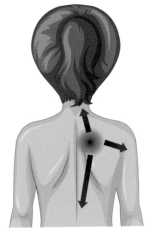

上背肌肉及關節疼痛。

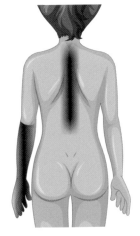

上肩、手下臂及手掌麻痺。

不適徵狀通常在晚上比較嚴重，平時在轉身、拿重物、伸展上背、向後或向前側彎、長時間坐着、駕駛時手部向前，甚至大笑、咳嗽、打噴嚏或深呼吸時，上背及手部都會有疼痛或麻痺的感覺。

病因、診斷及治療

引起 T4 綜合症的常見因素：

- 長時間使用電腦或低頭看手機。
- 長期姿勢錯誤，如寒背、坐姿不佳。
- 上背肌肉乏力，缺乏運動來強化及伸展背部。
- 經常要重複轉身或彎身提舉重物。

診斷 T4 綜合症不能單以 X 光或磁力共振來判斷，面對患者必須詳細問診，必要時應做脊骨神經、肌肉及關節檢查，並利用排除法來剔除其他原因，如神經壓迫、胸椎腫瘤、心臟及其他系統性疾病。

診治方面，脊醫會以手法治療來矯正錯位的胸椎，輔以干擾波或超聲波來加速血液循環、減輕手部痛楚，這些治療也有助消炎、鬆弛關節和繃緊的肌腱。與此同

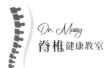
時，脊醫會指導病人做背部伸展強化運動，糾正錯誤姿勢之餘也會建議一些正確姿勢來降低肌肉勞損情況。

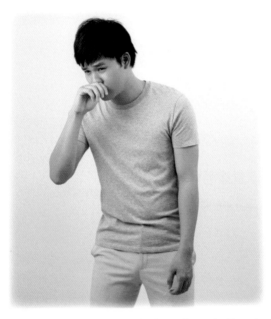

患上 T4 綜合症，有時連大笑、咳嗽、打噴嚏或深呼吸時，上背及手部都會有疼痛或麻痺的感覺。

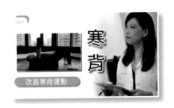

想學習有關的鍛煉運動，請掃描 QR CODE 收看 YouTube 頻道。

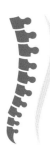

運動神經元疾病

若你經常感到疲倦，並發覺手指不能屈曲及無力握拳，之後甚至出現口齒不清和吞嚥困難，那就要小心了，因為你可能患上運動神經元疾病（Motor Neurone Disease, MND）。

真實個案

46 歲的伍先生到筆者診所求診，想了解為甚麼自己左手第二、三、四、五隻手指乏力無法握拳。大約一年前他發現左手第二隻手指開始無力，後來做了一個半月的物理治療都沒有太大進展，反而連第三、四、五手指都受牽連，不能握拳及屈曲手指。病人做過肌電流測試（EMG），報告顯示問題不是由頸神經引起，而是手部神經出現問題。經過詳細病歷和肌肉神經反射檢查，他的情況應屬於運動神經元疾病。

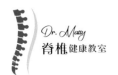
運動神經元的功能是負責將大腦和脊髓的信息，傳到全身的肌肉組織，然後完成各種肌肉活動的動作。運動神經元分上運動神經元（Upper Motor Neuron）和下運動神經元（Lower Motor Neuron）。上運動神經元位於大腦，而下運動神經元位於腦幹及脊髓。

MND 常見成因與徵狀

MND 病因不明，視乎哪些神經受牽連，主要分為三種類型：

• 肌萎縮性脊髓側索硬化症（Amyotrophic Lateral Sclerosis, ALS）。

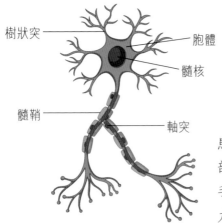

樹狀突 ── 胞體
髓核
髓鞘 ── 軸突

患上運動神經元疾病，部分病人會感覺疲倦，手指漸漸不能屈曲及無力握拳。

- 漸進性肌肉萎縮症（Progressive Muscular Atrophy）。
- 延髓無力症（Bulbar Palsy）。

病發初期通常沒有特別明顯的徵狀，部分病人會感覺疲倦，手指漸漸不能屈曲及無力握拳，過一段時間可能會有說話困難、口齒不清及吞嚥困難的情況。MND只影響運動神經而不影響感覺神經，所以大部分病人都不會出現手部或腳部麻痺及針刺感覺。

關於上、下運動神經元受損的徵狀，以下運動神經元受損來說，病人通常舌頭肌有問題，出現舌頭肌萎縮和顫動，之後顎、咽、喉肌及咀嚼肌乏力，開始說話不

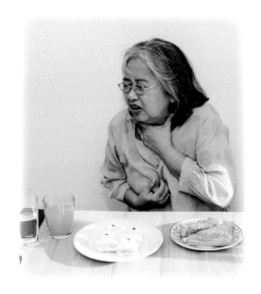

患症後一段時間，可能會有說話困難、口齒不清及吞嚥困難的情況。

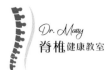

清，吞嚥困難；上運動神經元受損，通常肢體乏力，動作緩慢；若是上、下運動神經元皆受損，通常手肌無力，出現萎縮症狀，由一邊手開始再伸延至另外一邊手。

臨床診斷與治療

　　MND 病發初期較難診斷，容易與頸椎病混淆，也暫時沒有測試可直接驗出 MND，通常是根據患者病徵、神經系統反射檢查，並排除其他疾病而做出診斷。另外可利用肌電流測試（EMG），以電流刺激肌肉再量度肌肉力量；或可抽取肌肉活組織檢查，將病人局部麻醉，然後抽取一小塊肌肉置於顯微鏡下檢查。

　　MND 無法根治，現時病人大多服用治療肌萎縮性脊髓側索硬化症的藥物 Riluzole（Rilutek），但這只能將病情延緩數月。由於幹細胞在醫學研究上有相當成績，已有科學家在實驗中成功將人類胚胎幹細胞分化培育成運動神經元，將來可用於醫治人類受損的神經系統。不過在有效療法出現前，只能對病者多加關心及支援。

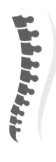

隱性脊柱裂
讓人無法蹲低

隱性脊柱裂（Spina Bifida Occulta Syndrome）是一種先天性病症，有研究顯示脊柱裂的形成與成孕前或懷孕初期母體缺乏葉酸有關，如果處於懷孕期內每天攝取 0.4 毫克葉酸，產下脊柱裂嬰兒的機會就會減少 75％！

真實個案

六歲的劉小妹在三歲那年發現脊骨側彎，四歲時因小腿及腳跟位置疼痛而求診，經 X 光檢查後發現她脊骨側彎，腰椎位置已呈現 30 度，上胸椎 15 度，腰椎及骶骨有隱性脊柱裂，腰部位置有一細處凹陷，並且有扁平足現象。

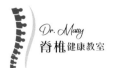
　　15 歲的林姓男同學自小難以做出蹲下的動作，每次嘗試時都會向後翻仰，而且也不容易做拉筋動作。最近他雙膝疼痛，懷疑是早前在學校運動受傷引起的舊患，亦發現難於抬高雙手，X 光檢查後發現骶骨有隱性脊柱裂、脊骨輕度側彎、肌肉柔軟度中度偏差。

　　16 歲劉姓男同學有次踢足球之後，腰和上背疼痛，右盤骨位置不適，經 X 光檢查發現腰椎和骶骨有隱性脊柱裂、右骶骨關節異常、長短腳、扁平足、肌肉柔軟度輕度偏差。

　　前述三個不同年齡患隱性脊柱裂的個案症狀大致相同，包括輕微至中度的脊骨側彎、扁平足、不能蹲低、骶骨關節異常、長短腳、肌肉韌帶柔軟度偏差。

母體缺乏葉酸有機會 造成胎兒脊柱裂

　　隱性脊柱裂是一種先天性骨骼缺陷，通常發生在第一和第二節骶骨位置，或在第五腰椎椎節位置，全球大約有 5 至 10% 初生嬰兒患上隱性脊柱裂，但一千個個案

當中可能只有一個病人出現腰背痛的症狀。因為結構上的問題，造成脊柱的力學結構、支撐力比較差，所以肌肉和韌帶容易緊繃勞損或痠痛感特別明顯。

　　脊柱兩側椎弓一般都是連着的，中央處融合後變成棘突，也就是我們在背脊上可摸到的骨頭。嬰兒在胚胎階段的發育異常，令椎弓無法融合起來而形成一道缺口，這缺口稱為脊柱裂（見圖一）。脊柱裂可以是一條小裂縫，也可以因棘突短少而分離（見圖二）。

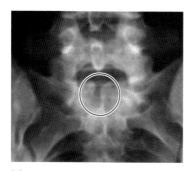

圖一

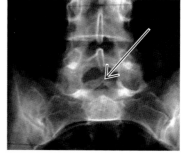

圖二

八成以上病人
沒有任何症狀

　　隱性脊柱裂的患者因一出生就有這個缺陷，80% 以上的病人沒有任何症狀，常見病人求診多是發育中的青

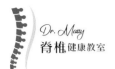
少年，他們通常在劇烈運動後感到腰背痠痛，不能久坐或站立，活動腰部時感到不適，有些求診者甚至從小就無法蹲下，一蹲身體就會向後傾倒；而身體柔軟度比別人差的，做拉筋動作會很吃力。比較嚴重的個案則出現腰痛無力、腿痛，腳軟乏力或有泌尿問題。在求診個案中還觀察到病人大多數都有扁平足，骶骨活動異常，長短腳和輕度至中度的脊柱側彎。

　　一般透過 X 光檢查便能清楚看見脊柱裂的位置，治療時均以腰肌勞損來診治，重點在於紓緩患處痛楚，放鬆肌肉並鞏固強化腰背部。病人平日應多注重脊柱保健，因為一旦脊柱受到大力撞擊，受傷程度會比一般人更嚴重，必須多加小心。

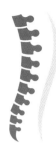

COX® 椎間盤減壓治療 紓緩椎間盤突出不適

如果你是手機低頭一族,加上工作需要長時間坐着或站立,又或經常要搬運重物、爬高爬低,請當心!長期姿勢不良加上肌肉勞損,很容易引致脊椎毛病,常見如腰椎或頸椎椎間盤突出。椎間盤突出處理不善可謂後患無窮,絕不容輕視。

人體脊椎神經分佈複雜

人體脊椎主要由頸椎、胸椎、腰椎、骶骨和俗稱尾龍骨的尾骨組成,共有 33 節。除第一、二節脊骨外,每節脊骨之間有一塊軟骨,稱為椎間盤。椎間盤的外層為纖維組織,內層則是軟骨髓核,具有避震、吸收人體活動時脊椎所承受壓力及維持脊椎正常擺動的功用。

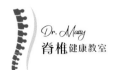

隨着年齡增長，椎間盤內的髓核開始脫水和變質，纖維環亦出現退化，令椎間盤的吸壓和避震能力大降。倘若我們長期姿勢不良，脊椎和肌肉持續勞損，椎間盤突出便有機可乘。

視乎突出的椎間盤壓住神經線的位置，患者會出現肌肉拉扯、疼痛、麻痺痛或針刺痛等症狀，而整條脊椎中尤以弧度聚焦點，即腰椎第五節與骶骨第一節（L5-S1）、腰椎第四節與第五節（L4-5）、腰椎第三節與第四節（L3-4）或頸椎第五與第六節（C5-6）最常見。腰椎椎間盤突出會造成足部反射痛；頸椎椎間盤突出則影響病人的肩、背及手部，呈現的症狀和痛楚程度因受壓神經線的範圍而出現差異。

坊間有很多治療椎間盤突出的非手術保守性方法，要了解其治療的效果及進度，可以接受磁力共振檢測比對治療前後的分別，這不但可令患者知道相關治療有否幫助及效果，亦可以比較治療的進度。

Cox® Technic 椎間盤
脊骨神經減壓治療法

　　椎間盤突出非一朝一夕造成，復元也需要一段長時間，治療時間約三至六個月不等，期間宜抱持耐性及合理期望。進行 COX® 椎間盤減壓治療（COX® Decompression Technic）前，會跟病人訂下短期和

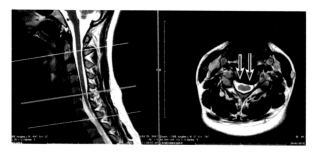

接受 COX® 椎間盤減壓治療三個月後的頸椎情況，從中可見到箭嘴處所指的受壓神經區塊縮小了。

長遠目標，短期目標以三至四星期大約九至十五次治療為限，希望達到 30 至 50% 的進展，當中包括減輕痺痛情況和增加活動能力。至於長遠目標，治療三至四個月後會重複以磁力共振來檢測椎間盤突出的情況。接受COX® 椎間盤減壓治療時必須經過三個治療階段：

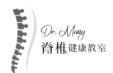

第一階段：急性發炎期

椎間盤受傷後的二至七天，椎間盤周邊的組織會有發炎症狀。這是人體正常的自動修補功能藉以保護椎間盤。若患者能在椎間盤突出後的二至三日內接受 COX® 椎間盤減壓治療，效果會非常顯著。

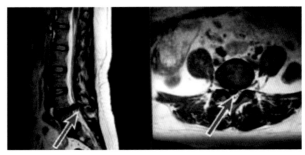

接受 COX® 椎間盤減壓治療前的腰椎情況。

第二階段：修補期

在椎間盤突出後的三至十四個星期裏，軟組織周圍便會產生骨膠原以進行修補工作。椎間盤減壓治療能引導骨膠原排列分佈修補纖維環，令椎間盤恢復彈性。在營養補充方面，建議攝取水溶性膠原蛋白來增加身體內的氨基酸（甘氨酸 Glycine 及脯氨酸 Proline），藉此促進椎間盤組織修補重建。

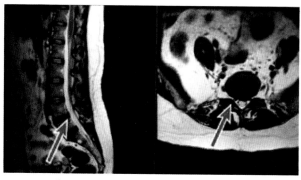

接受 COX® 椎間盤減壓治療四個月後的腰椎情況，
從中可見到箭嘴處所指的受壓神經區塊縮小了。

第三階段：重整期

這階段從三星期至兩年不等。患者要重新學習正確姿勢，
改善生活習慣及進行運動強化、鍛煉腰部，從而改善症
狀。以下是注意事項：

- 不應彎腰拿物件，應屈膝蹲下再拿起物件。
- 不應彎腰洗頭，應站立背向花灑。
- 坐着時避免翹腳。
- 儘量不要坐矮凳或地上。
- 不要坐太軟的沙發。
- 不可坐在床上，雙腳伸直看電視或看書。
- 打噴嚏、咳嗽會增加軟骨內壓力，應儘量收緊腹部，
  雙手壓向腹位來減少震盪。

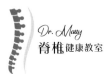
- 如仰臥睡覺，可放一個枕頭在膝下；如側臥，可放一個枕頭在雙腿之間。

- 起床時不可仰臥彈起，應轉側身體再慢慢起身，然後雙腿放下才站立。

- 不應長時間坐着，儘量作小休。椅背後面應加一個承托腰部的腰背墊來減輕腰部壓力。

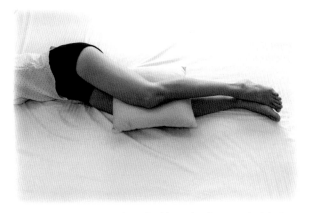

如仰臥睡覺，可放一個枕頭在膝下；如側臥，可放一個枕頭在雙腿之間。

註：欲進一步了解，請掃描 QR CODE 瀏覽網站資訊。

如對脊骨神經科有任何查詢，請瀏覽 Excel Medical Group 官網。

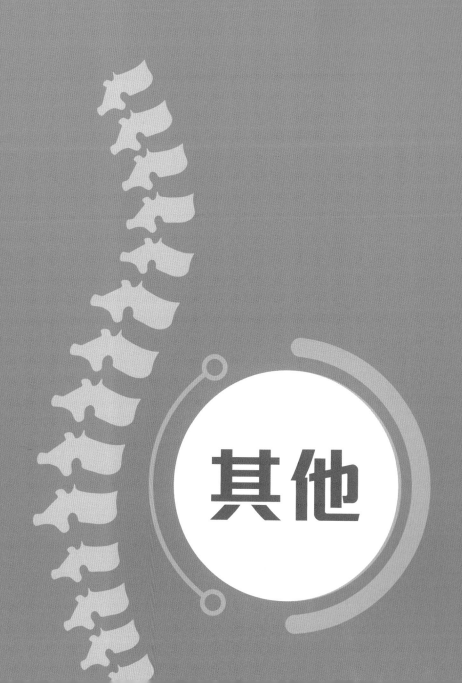

其他

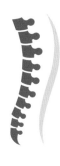

腳痛可能是胸椎椎間盤突出

總有病人問，臨床上除了常見的頸椎、腰椎椎間盤突出之外，有沒有胸椎椎間盤突出的個案？答案當然是有的。胸椎椎間盤突出是怎麼造成的？平常如何預防及紓緩？

實際上人體的脊椎由頸椎到腰椎中間也有一個椎間盤，不過比例上胸椎的椎間盤突出相對少見。為何頸椎及腰椎較常有椎間盤突出的現象？原因在於我們站立或坐下時頸椎和腰椎會出現生理弧度的變化，當頸椎向前傾或腰椎常常下彎，力道就會集中在頸椎和腰椎，因此不論是日積月累或突然受傷，頸椎和腰椎往往容易發生椎間盤突出。

至於胸椎椎間盤突出，多發生在第 8 椎到第 12 椎中間這一段，通常是姿勢錯誤所導致。駝背尤其會影響到胸椎肋骨邊和腰椎上邊的距離，這些位置一般受壓較多。

胸椎椎間盤突出的徵狀

上背及下背還沒有到腰椎，病人往往如此描述不適：「中間背部位置常常覺得痛，晚上睡覺也會覺得肌肉繃緊，甚至前面肋骨有不舒服的感覺。」由於脊椎後面的韌帶鬆弛了，所以胸椎椎間盤可能因為受過傷或退化而引致椎間盤突出，突出時很容易壓到中樞神經，所以當病人有胸椎椎間盤突出的問題，痛症除了在上背和中背這個位置之外，肩胛骨和脊椎中間的肌肉也經常會有繃緊和拉緊的痛楚。

有時因為胸椎椎管壓住神經線，前面的肋骨位置覺得不舒服。如果椎間盤嚴重壓住脊髓，也會引起類似腰椎椎間盤突出的徵狀，一樣會腳麻、疼痛、乏力、行路不穩，腳部的肌肉也會抽筋。

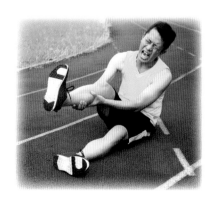

如果椎間盤嚴重壓住脊髓，一樣會腳麻、疼痛、乏力、行路不穩，腳部的肌肉也會抽筋。

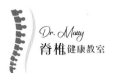

建議接受全脊椎磁力共振檢查

幫病人做臨床檢查或磁力共振時，除了要留意腰椎椎間盤的影響，亦要觀察胸椎椎間盤是否壓住了中樞神經線。通常完成病人手腳的反射或是肌肉測試後，筆者都會建議病人接受全脊椎的磁力共振檢查，由頸椎一直照到腰椎，確認清楚椎管中是否有椎間盤突出以致影響中樞神經。

治療胸椎椎間盤的方法，與頸椎或腰椎椎間盤突出相似，都是利用保守性脊椎神經減壓治療處理。治療過程會建議病人配合運動紓緩胸椎的神經線。

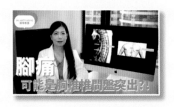

欲進一步了解相關治療，請掃描 QR CODE 收看 YouTube 頻道。

牙骹及面痛是顳下顎骨關節綜合症作祟？

顳下顎骨關節綜合症（TMJ Syndrome）俗稱「牙骹痛」。病人開合嘴巴時會聽到牙骹發出喀喀聲響，咀嚼時感到牙骹痛，嚴重者甚至出現耳痛、頭痛、面部及頸痛等徵狀。

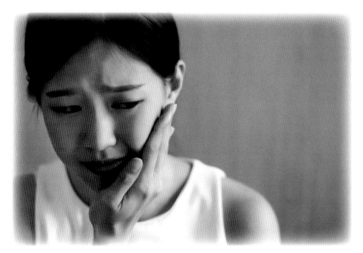

患上顳下顎骨關節綜合症時，患者咀嚼、打呵欠、說話及吞嚥時都會感覺牙骹疼痛。

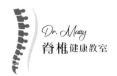

牙骹的結構

　　顳下顎骨關節（牙骹）位於兩邊耳朵的前方。如果用一隻手指按着耳朵前方，接着開合嘴巴便會感覺到這個關節的活動。顳下顎骨關節綜合症患者開合嘴巴時，會覺得該處關節疼痛且活動範圍受阻，另外也可能有面部刺痛或麻痺的現象。

　　在下顎骨和顳骨的中間有一個細小的軟骨組織，作用是幫助兩個骨頭互相推動以控制嘴巴開合、做出咀嚼動作。這個關節上面亦有多條面部肌肉和神經，藉此控制嘴角活動及面部表情。

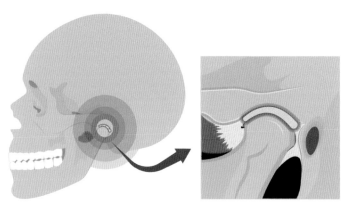

顳下顎骨關節（牙骹）位於兩邊耳朵的前方。

徵狀及成因

患上顳下顎骨關節綜合症時，患者咀嚼、打呵欠、說話及吞嚥時都會感覺牙骹疼痛，痛楚可伸延至面部、頭部、耳部及牙齒。除了痛楚外，患者在張開嘴巴時還會聽到顎骨「喀喀」聲，牙骹似被鎖着，不能完全張開嘴巴，甚至動彈不得。造成這種情況大多數是因為顳下顎關節中的軟骨受傷移位，引致面部神經及肌肉受壓而產生痛楚。

其他致病原因還包括顎骨受傷、磨牙癖（咬牙）、經常咀嚼香口膠、壓力及其他心理因素、口腔及牙齒方面的問題。

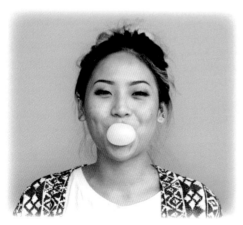

經常咀嚼香口膠也是致病原因之一。

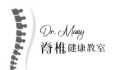
紓緩治療方法

- 牙骹若受傷，應該立刻在患處敷上冰墊，藉此紓緩紅腫痛楚。

- 建議找牙醫檢查，了解是否口腔或牙齒出現問題所致。

- 如果牙齒及口腔沒有問題，可讓脊醫檢查牙骹關節是否出現錯位。脊醫會利用超聲波或干擾波電流幫助患處消炎，按摩面部肌肉及利用手療法矯正錯位關節。

- 避免咀嚼香口膠。

- 每天可在關節上做兩次五分鐘的冰敷。

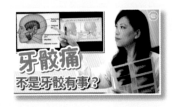

欲進一步了解相關治療，請掃描 QR CODE 收看 YouTube 頻道。

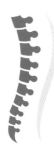

手腕管道綜合症

腕管症候群的成因

手腕管道綜合症（Carpal Tunnel Syndrome）的症狀包括手腕關節痛，手指麻痺及手部乏力。「腕管」為一纖維及骨頭所形成的通道，位於手腕的掌面，頂部被環腕韌帶（Transverse Carpal Ligament）所覆蓋。如覆蓋過緊，壓迫正中神經（Median Nerve）即會造成手腕管道綜合症（見圖一）。

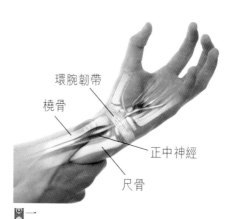

環腕韌帶

橈骨

正中神經

尺骨

圖一

導致這病症的原因大多數是因為工作時經常扭動手腕，以致腕管內組織發炎、增生，所以如手腕受過傷或

175

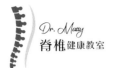

手腕常過度操作，例如家庭主婦、電腦工作者均容易有此症狀，可能令手腕小骨半移位，或是手腕韌帶受損而造成手腕管道收窄，壓到正中神經線而引致拇指、食指及中指麻痺，或出現肌肉萎縮。

臨床的症狀

　　由於手腕的韌帶、肌肉及關節發炎，造成手腕腫脹、疼痛、灼熱、刺痛及麻木，且部位侷限於食指、中指及大拇指，即正中神經支配的區域。病人通常在晚上或清晨因手指麻痺而醒來，手腕的痛楚彷如火燒的感覺，情況嚴重的病人更經常無法拿穩東西。

　　因為手腕管道綜合症和頸椎神經壓迫的症狀很相似，一定要找出根源才能對症下藥。脊醫會先檢查手腕部分及頸椎反射神經的分佈，再測試手部、手腕肌肉和關節的活動能力，藉此斷定手指麻痺是從頸椎或從手腕而來。有時病人兩部位同時出現問題，這樣的雙重影響會令頸椎、背部、手部及手指麻痺。

常見治療方法

保守治療

脊醫會採用超聲波及電波療法來紓緩患者手腕部位的腫脹痛楚，接着再用矯正法來矯正手腕小骨，最後加上手腕活動拉力來治療患者的症狀。

手術治療

適用於嚴重個案或接受保守治療效果不理想者。醫生會為病人施以局部麻醉，首先在腕部掌面劃一個約一至兩公分的切口，將環腕韌帶分離出來，以特殊刀片在內視鏡監視下，縱向從中切為兩半，然後縫合傷口，手術即告完成。其優點為傷口較小，恢復較快。

預防及紓緩之道

- 應避免長時間做出手腕扭動的動作。
- 如要經常使用滑鼠時，鍵盤的下方應放置滑鼠手墊（最好是有滑輪）來承托手腕部位。
- 可做一些手腕運動來增加手腕肌肉張力，並強化韌帶的拉力。
- 如情況嚴重，可在工作時配戴護腕手帶鞏固手腕的位置。

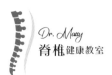
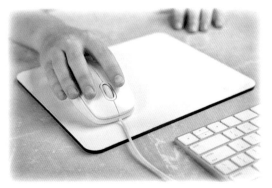

經常使用電腦工作而未放置滑鼠手墊承托
手腕，容易患上手腕管道綜合症。

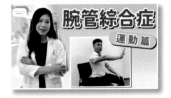

想學習有關的鍛煉
運動，請掃描 QR
CODE 收看 YouTube
頻道。

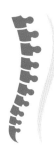

肩膊關節痛及肌肉炎

肩膊痛的常見成因

肩膊關節是人體其中一個活動幅度最大的關節，肩膊關節健康時，手臂可以向上舉向下舉，向前舉向後舉，而前臂可以向內舉、向外舉。若肩膊關節產生問題，不但手臂無法完成前述動作，連手指也沒辦法做出簡單的動作。肌肉過度勞損、意外受傷或錯誤的姿勢都可引起肌肉發炎。

肩膊活動過量或活動太少都可導致肩膊產生疼痛及拉緊的感覺，繼而大大減低活動能力。一旦肩膊活動力減低，會使肩膊周邊的肌肉動力減弱，引致肩膊關節產生黏連，痛楚就會加劇甚至動彈不得。肩膊疼痛成因大致可分五大類：

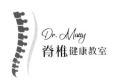

神經反射痛（Neurologic Referred Pain）

肩膊痛可能是頸椎神經被壓而產生的反射痛，或因內臟出問題引致肩膊反射痛。這種肩膊痛範圍一般較大、較痛，而且痛楚會愈來愈強烈。

肌腱炎或滑囊炎（Tendinitis and Bursitcs）

長期提重物及重複性動作都會勞損肩膊的滑液膜及肌腱，這種狀況的痛楚比起神經反射的肩膊痛範圍小，

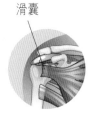
滑囊

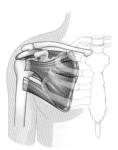

通常可指出肩膊痛楚的位置。由於肩膊活動能力減弱，如不儘快醫治疼痛會持續增加、活動能力也將大大減少，直至手部無法擺動。

退化性關節炎（Degenerative Arthristics）

人年紀愈來愈大時，身體的機能及關節隨之逐漸退化，肩膊的骨骼、軟組織和骨膜亦會

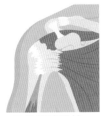
正常肩膊關節

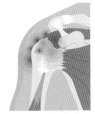
肩膊關節發炎

受到影響。這種痛楚會因某些動作而引發，一般在休息
過後便可好轉。

肩膊四頭肌創傷（Rotatos Cuff Injiury）

肩膊的肌腱因受傷而發炎、撕裂或拉傷，這時肩膊移動
即引發痛楚、活動能力減少。若肌腱撕裂程度嚴重，脊
醫會轉介病人到西醫骨科做手術。

肩周炎或五十肩（ Frozen Shoulder）

當肩膊因某些原因而產生痛楚時，我們自然會儘量避免
活動該部位，在這種情況下肩膊會逐漸產生黏連導致痛
楚增加、更難以活動。病人沒辦法舉手做一些簡單的動
作，如梳頭、舉手等。這種痛楚帶有刺痛及僵硬感。

　　面對上述症狀，脊醫會小心檢查病人肩膊痛的成
因，透過椎節功能性檢查、脊椎活動能力測試、骨骼檢
查、神經反射檢查及觸診來診斷病源所在再做出治療。
若需要，也會做 X 光化驗或其他特別的程序來確實診斷，
必要時脊醫亦會轉介病人到其他專業醫科看診。脊醫主
要利用手療法及矯正法來紓緩受壓迫的神經及緊張的肌
肉，再利用輔助儀器來增加患處的血液循環，同時指導
病人做肩膊運動強化周邊的軟組織。

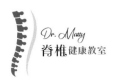
肌肉炎的常見原因

　　肌肉過度勞損、意外受傷或錯誤的姿勢都可令肌肉產生炎症，又或是韌帶、根部及關節受傷亦可引發周邊肌肉發炎。通常肌肉發炎身體可自行修復，但往往因康復得不夠徹底，日後肌肉會產生痛楚。一般病人都以休息、吃消炎止痛藥來治療肌肉炎或痛症，這不但延長了肌肉康復的過程，更增加肌肉內層受傷的機會，應找出痛症的原因確實治理根源。

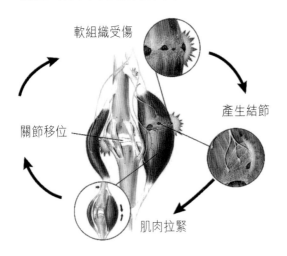

軟組織受傷

產生結節

關節移位

肌肉拉緊

肌肉炎的病理
循環關係。

軟組織受傷

當肌肉、韌帶及根部受傷後會漸漸變得脆弱、拉緊和發炎。在這些軟組織上便會產生一些細微的撕裂。

產生結節

撕裂了的軟組織康復後，底層的筋膜便會變得繃緊及扭曲。新的纖維會在這些變形扭曲的筋膜上生長，令該處的位置異常僵硬、產生硬塊，這就是結節（Trigger Points）。按住這些結節時會感覺痛楚，或令身體其他部位出現反射痛的感覺。

肌肉拉緊

受傷後，生在軟組織上的新纖維是沒有彈性的，肌肉因而變得硬直且繃得十分緊，病人活動能力大大降低。

關節移位

由於這些拉緊的肌肉位在關節上，亦會導致關節出現移位的情況，影響日常活動。

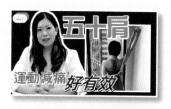

想學習有關的鍛煉運動，請掃描 QR CODE 收看 YouTube 頻道。

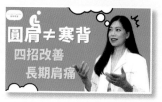

想學習有關的鍛煉運動，請掃描 QR CODE 收看 YouTube 頻道。

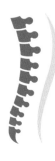

常見的髖關節痛症

髖關節痛症十分常見

髖關節疼痛是很普遍的病症，患者會感覺髖關節或關節四周十分疼痛。髖關節是盤骨下端連接大腿骨的位置，屬於轉動關節，令我們可以向前、向外、向內、向後提腿。大腿骨的頂部及盤骨內有一個軟骨組織，藉此減少大腿承托身體時的壓力及大腿活動時產生的摩擦。髖關節外層的韌帶及肌肉，亦可互相鞏固及承托髖關節活動及重量。

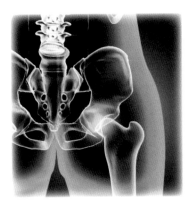

髖關節的結構。

退化性關節炎
通常影響單邊關節

隨着年齡增長，人體各部位的骨頭都會逐漸退化，由於髖關節承托了身體的重量，所以勞損的情況通常比其他關節為重，容易引致髖關節退化。年紀的問題之外，髖關節曾受創傷的病人也可能提早出現退化跡象，對日常生活造成影響。

一般髖關節痛症可分為自發性（原發性）或後天性退化。退化性髖關節炎通常只影響單邊的關節，患者初期可能只感到輕微痛楚，後期則慢慢演變得非常疼痛。

尤其在走路或活動過後，或是早上起床髖關節又緊又硬，可能有時走路會拐向一邊，腿部無法內旋、關節也非常痛楚。

這種痛楚屬於深沉的痛楚，而非表層皮膚或肌肉疼痛，通常稍作休息後病人又會覺得好一些。從 X 光片中，可發現髖關節空隙位置明顯減少，大腿頂部增生骨刺。

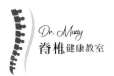
大腿骨頂部骨骼壞死引致疼痛

由於大腿骨頂部連接髖關節位，如果髖關節周圍血液循環不佳會引發大腿頂部骨骼壞死，繼而造成髖關節痛楚。病人多數介乎 25 至 45 歲，40 至 70% 病人最後也會感到兩邊髖關節疼痛，過量酒精或服用類固醇藥物更會加重症狀。

病人早期沒有疼痛徵狀，只是覺得髖關節有些緊硬，到後期當大腿骨頂部完全下陷，髖關節疼痛的情況就會像退化性關節炎的徵狀。

治療方法

診斷時醫生可透過 X 光或斷層掃描觀察到腫瘤，無論髖關節位置的腫瘤是良性或惡性，病人都會感覺髖關節疼痛，在接受切除手術後可裝配金屬義肢。

一般來說，如果髖關節退化嚴重可做手術配上金屬義肢，但退化情況不太嚴重，或病人屬於創傷後引致的

髖關節痛，脊醫會藉由手療法來矯正病人的盤骨和髖骨關節，並用電療、超聲波、冷敷來鎮痛及改善該處血液循環，也會指導患者做伸展大腿內外側的運動。這些治療的目的，主要在幫助病人減慢退化程度並紓緩痛楚。

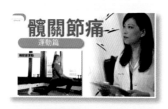

欲進一步了解相關治療，請掃描 QR CODE 收看 YouTube 頻道。

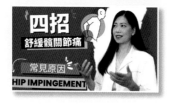

想學習有關的鍛煉運動，請掃描 QR CODE 收看 YouTube 頻道。

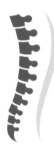

膝關節痛症五大成因

膝 關節疼痛是任何類型的膝關節損傷都可能引起的常見問題。人的膝部由肌腱、肌肉、韌帶和軟骨構成，不適當的運動會影響關節周圍肌肉的運動，從而加重膝關節疼痛。

造成膝關節痛症的成因

引致膝關節痛症的成因很多，主要分為五大類：

運動弄傷膝關節

如膝關節在運動中受到強烈撞擊而引致韌帶創傷或撕裂，膝關節便會產生痛楚、紅腫，甚至不能伸展膝蓋，行路時覺得非常痛。一般的膝傷或撞瘀所產生的痛症，只要用急救的方法處理並且休息數星期，便沒有太大問題。而脊醫會用冰敷、電療及超聲波來減低病人患處痛

楚,同時消除腫脹和發炎。如果韌帶撕裂或有骨折現象,便須立刻做手術來修補。

膝關節退化

由於膝關節承受整個身體的重量,所以容易在該處產生退化。尤其過於肥胖的人士,膝關節退化情況更加容易發生。通常患者在上落樓梯時,膝頭中間或兩側會感到劇痛,行路時非常吃力,日子久了連在平路走動甚至晚上睡覺時都會有一點痛楚。

其實隨年紀增長膝關節漸漸會有退化情形出現,平常多進食鈣質食物可減低骨骼提早退化的機會。治療方面如患者超過60歲,脊醫只可以透過治療協助減輕痛楚,不能夠令退化改變或好轉。

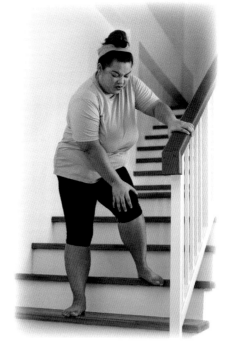

過於肥胖的人士,膝關節退化情況更加容易發生。

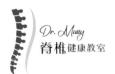
盤骨錯位引致

如膝關節疼痛發生於年輕一族，膝痛多在單腳，而從 X 光中找不到膝退化跡象，這很有可能是由於盤骨傾側向某一邊腳，令那腳的膝關節壓力增多而引致膝痛。脊醫會矯正盤骨錯位，並進行其他輔助性治療來消除膝患。其實坐姿不正確、盤骨勞損、跌倒受傷又或婦女生育，都是導致盤骨移位並衍發一連串問題的原因。

扁平足引致

扁平足是指腳底部腳橋（腳弓）弧度不足，走路時腳部與膝部的角度不能協調，而令膝關節負荷增加，引致韌帶發炎或受壓而產生痛楚。扁平足人士可訂做一個按着腳形製作的鞋墊來承托腳弓部位，行走時腳部與膝部角度就會較為協調平衡。

很多足患問題（例如扁平足、膝關節痛、腳痛、足底筋膜炎、足部變形等）的護理方式都是由選擇合適及優良的鞋子和鞋墊開始。鞋墊的主要作用為支撐足部及吸收震動，透過改變站立及行走的軸向以改善足底的平衡，減輕足部患處或軟骨組織的壓力。

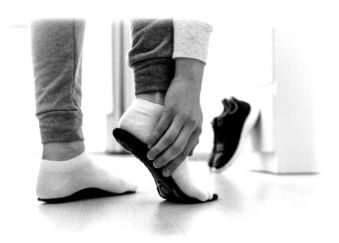

扁平足人士可訂做一個按着腳形製作的鞋墊來承托腳弓部位。

其他成因

　　引起膝關節疼痛的原因還有糖尿病、類風濕性關節炎，及其他各類關節炎。只要能找出造成疼痛的原因再配合治療，便可消除膝患。治療方面，根據不同的病情和症狀，膝關節疼痛可以應用脊科手療矯正術進行綜合調整及治療，從而恢復關節功能，增加運動範圍並緩解疼痛。

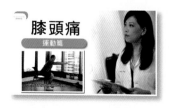

想學習有關的鍛煉運動，請掃描 QR CODE 收看 YouTube 頻道。

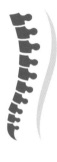

膝關節骨髓水腫是患退化性關節炎前兆

膝關節出現骨髓水腫可能是膝部骨骼嚴重退化的警號。若膝關節有刺痛、腫脹、發炎等症狀，不應掉以輕心必須儘快求醫。

61歲的徐女士某一天突然發現左方膝關節刺痛、腫脹，不能伸直或屈曲膝部，病人經過休息及服食止痛消炎藥後都不能紓緩痛症。經查驗後發現左膝活動能力很差，輕輕碰觸膝部，徐女士都感到痛楚難當。

病人當天膝部紅腫、發炎，初步診斷為膝關節退化急性發炎，經治療及服用止痛消炎藥數次後，病情未見明顯好轉，須進一步作磁力共振來跟進病情，結果報告顯示病人的膝關節軟骨嚴重磨損，膝部骨骼嚴重退化，同時出現膝關節骨髓水腫（Bone Marrow Edema of

Knee）。膝關節骨髓水腫較常發生於身體大關節上，例如股骨關節、膝關節和足踝關節等。出現骨髓水腫的關節除了腫脹之外也會發炎疼痛，這是患上退化性關節炎的前兆。

無論休息或活動 膝部關節都痛楚

病人無論是休息或活動，膝部關節都會出現痛楚，似乎沒有一個姿勢能真正緩和膝痛。膝部不能屈曲、伸直，也不能走路，連靜止不動時也會感到痛楚，可說苦不堪言，這可能是膝關節結構上產生了問題，如退化的情況已經達至嚴重階段。

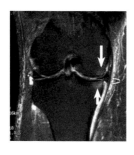

白色箭嘴代表骨髓水腫位置。

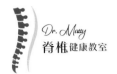
治療時間
約需半年至一年

骨髓水腫的病人可透過保守性治療來紓緩痛症，治療時一般會以超聲波、干擾波電療及伸展運動來放鬆肌肉，病人亦可暫時服食消炎止痛藥來控制病情。

治療此症往往需要很長時間，大約六個月至一年不等；亦有一些輕症個案，病人可在沒有任何治療的情況下，在六個月至一年內自然康復。如保守性治療後病情不但沒有好轉，膝痛更趨加劇，便要考慮手術治療的方法。

關節逐年退化
保養宜趁早

骨骼退化是人生必經之路，我們只能儘量保養骨骼以減慢退化速度。骨骼保健首要之務是強化肌肉及保持關節活動度，除了多進食高鈣質食物外，還要多做強化骨骼的運動，例如跑步、踩單車和游泳等，長者則可選擇散步、耍太極等，平時可多做肌肉及伸展運動來鍛煉肌力。要保護關節也必須好好控制體重，才不會因為膝

關節長期受到重壓而迅速退化。另一方面,吸煙人士要特別注意,因為吸煙會加速骨質流失,令骨骼更快地退化及損耗。

　　除了多運動,平日亦可透過攝取營養補充品來鞏固骨骼健康,例如鈣片、葡萄糖胺、奧米加 3 脂肪酸及水溶性膠原蛋白。

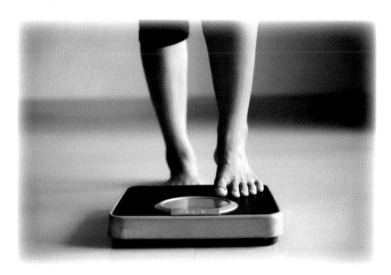

要保護關節必須好好控制體重,才不會因為膝關節長期受到重壓而迅速退化。

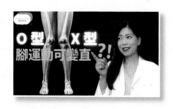

想學習有關的鍛煉運動,請掃描 QR CODE 收看 YouTube 頻道。

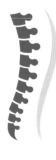

胸口痛可能是
肋骨膜發炎

54 歲的劉先生突然有一天胸口痛，深呼吸時胸口感覺有壓力痛，很不舒服，到急症室求診，做了心電圖、血壓測試及肺部 X 光檢查都沒有出現異常。醫生診斷為肌肉發炎，處方了消炎藥及止痛藥給他。

服藥四天後病程都沒有太大改善，深呼吸時依然感到疼痛，晚上睡覺轉身時胸口有痛楚及拉緊的感覺。經脊醫檢查及細問下得知病人在工作上經常要搬重物，可能因施力不當，以致肋骨軟組織發炎、胸椎骨旁側肌肉拉傷而出現胸椎骨錯位。

個案分析

一般人感覺胸口痛時，會立刻聯想自己是否患心臟病或胸肺疾病。但原來肋骨軟組織發炎及肋骨關節錯位同樣會引致胸口不適。

尤其當深呼吸時會加劇胸口痛，但患心臟病的病人一般都很少會因深呼吸時產生胸痛，肋骨軟組織發炎通常是因為搬動物件時用力不當，或咳嗽時過度用力，或胸腔骨架受到撞擊等等所致。

由於劉先生的工作需要長時間搬運物件，不斷重複的動作加上經常用力不當，很容易引起肋骨膜發炎及肋骨關節痛，病人最先疼痛的地方往往是胸口位置，因此很容易與胸肺疾病混淆。

治療時除了使用藥物減輕痛楚和消炎外，其實還可以在肋骨患處做一些輔助性治療來增加患處血液循環，脊醫也會利用手療矯正法矯正胸椎骨錯位，加速患處痊癒。通常經過兩至三次治療後，可大大改善胸口疼痛。

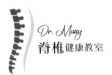
以正確姿勢搬運或提取重物

搬運物件時，最常見到因為使用不當姿勢，傷到肋骨軟組織或引起肋骨關節錯位。

工作姿勢

應避免不良的工作姿勢或身體動作，例如忽略了身軀要貼近物件再做拿取動作，或是扭動身體、彎身或向上伸展、上下大幅度移動或徒手搬運一段長距離等。

移動物件

過度用力推動或拉動物件，容易造成身體損傷。

重複動作

經常或長期重複某些動作，或為了增加效率而加快動作，沒有足夠的休息，亦會增加身體受傷的機會。

按照人體力學的原理，俯身拾物時腰椎所承受的壓力視乎身體前傾的角度及重量而定，物件的重量、離身體重心的距離及離地面的高度也都有影響。如何搬運才不會造成身體的傷害？以下有幾個細節可以注意：

- 將物件儘量靠近身體再搬運。

- 儘量以腿部用力。

- 避免任何扭腰動作。

- 人體的最大提舉力是在離地 50 至 70 厘米之間。

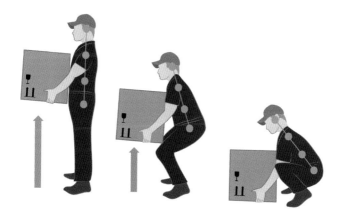

將物件儘量靠近身體再搬運，可減少身體受傷機會。

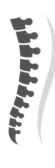

矯正錯誤姿勢
避免骨質增生

別以為半臥半坐的姿勢很舒服，這些生活中的
錯誤姿勢分分鐘令骨質提早增生，患上骨刺。
要預防便要注意自己日常活動的姿勢、飲食習慣，同時
多做運動，才能免受骨刺痛楚之苦。

骨刺並非長者專利
年輕人亦會患上

骨刺是很普遍的骨科疾病，是自然退化的過程，正
式醫學名稱為「骨質增生」。人體的關節需承擔一定的
壓力和活動，但隨着年齡增加關節的承受力亦開始減弱。

軟骨及關節邊緣容易磨損，而關節附近的軟組織
（如韌帶）會慢慢鈣化變硬形成骨質增生，即骨刺。若
骨刺沒有壓迫到神經線或肌肉組織便不會產生痛楚，這

種狀況就不用擔心。但不幸的，如果頸椎神經受到骨刺壓迫，除了會有頸痛外亦會引致手部麻痺冰冷，至於腰脊神經線受壓則會造成腰痛及腳痛等。

肥胖人士比一般人容易患上骨刺，因其脊骨或身體各骨節需承受較多重量，骨頭和軟組織受壓過度會加快骨刺蔓延增生的速度，神經線受壓的情況便容易出現。另外從事勞動工作，要經常彎腰搬運、執拾東西的人士，出現骨刺增生的機會也較大。關節勞動過度，又或長時間姿勢不正確，例如半臥半坐式坐姿、長期低頭玩手機或對着電腦工作，關節間的骨刺會更易不規律地增長或壓到神經線，久而久之就算彎個腰也會引起腰部疼痛。可見並非老年人才會患骨刺，年輕人亦會遇上這個脊骨病症。

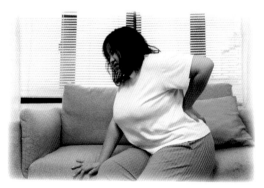

肥胖人士比一般人容易患上骨刺。

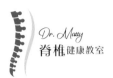

注意生活細節 鞏固關節骨骼健康

搬運執物時腰部應挺直

搬運或執拾地上物品時腰板要挺直，不要彎曲以免增加脊骨負荷。

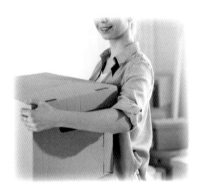

隨時維持正確姿勢

坐着的時候儘可能將腰部貼緊椅背，避免半臥半坐式的坐姿，令頸椎及腰椎位置受壓。

攝取足夠鈣質、鎂質

鈣和鎂是骨骼強健的重要營養素，綠葉蔬菜鈣質豐富又容易吸收應多攝取，其他如豆腐、果仁等也是理想食物。鎂質在大多數食物中都存在，日常均衡飲食已足夠。

多運動強化骨節肌肉韌性

多做運動除可增強骨節及肌肉的韌性，亦可預防關節不適。游泳、普拉提、步行等可活動全身的運動最適合不過。

　　要治療骨刺，病人可接受註冊脊醫的脊科手療矯正法矯正壓迫神經或肌肉的骨刺，進而減少患處痛楚，此方法不需要藥物及打針。有研究報告顯示，療程經過 8 至 12 次後病人症狀可得到明顯改善。

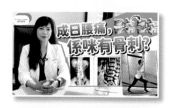

想學習有關的鍛煉運動，請掃描 QR CODE 收看 YouTube 頻道。

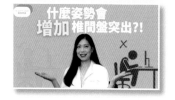

想學習有關的鍛煉運動，請掃描 QR CODE 收看 YouTube 頻道。

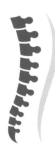

偏頭痛背後的秘密

相信每一個人都有頭痛的經驗，有些頭痛輕微且痛的時間不長，有些卻能令人經常感到痛苦。究竟頭痛是怎麼形成的，又該如何應付頭痛呢？頭痛一般可分為血管性頭痛、肌肉緊張性頭痛及腦病引致的頭痛這三大類，各有不同的特點。

不同類型頭痛特點

血管性頭痛可分為偏頭痛、叢發性頭痛。

偏頭痛

人們以為半邊頭痛便是偏頭痛，這是一個錯誤的觀念，其實偏頭痛有它的特殊症候及誘發原因。大約有 35% 的偏頭痛患者在頭痛發作前都有先兆，例如視覺上出現重疊視覺、亮光、色線及色點的閃耀，而幻覺發生亦是一種常見的先兆。當先兆發生 10 至 20 分鐘後頭痛

開始，於一小時內最為痛楚，這種頭痛感覺非常劇烈、具搏動性並且位於額頭一側，但每次發作未必在同一邊，也有可能兩側同時發生。頭痛可維持四個小時或以上，然後悶痛一兩天。患者亦會有作嘔作悶、畏光、腹瀉、四肢冰冷、頭臉壓力痛等情況。有些人可能幾天發作一次，亦有些人一年才發作一至兩次。

偏頭痛患者以女性居多，病發年齡為 15 至 40 歲，受體內荷爾蒙影響許多女性在停經後偏頭痛便減輕或消失。偏頭痛沒有根治方法，但可在先兆出現時服食西醫處方藥來減輕發作的痛苦及頻率，亦可進食有預防作用的藥物來抑制病發。某些飲食易誘發偏頭痛，包括酒精、朱古力、乳酪、檸檬、雞肝、沙甸魚、黑醋、花生醬、味精、香蕉、豬肉、含咖啡因飲品、臘腸、熱狗、發酵或醃製食品及番茄。

叢發性頭痛

這種頭痛是沒有先兆的，通常在半夜時分發生，在發作 5 至 10 分鐘內頭痛情況最劇烈，痛楚維持 30 至 45 分鐘，很少會超過幾小時。叢發性頭痛只影響頭的一邊，多位於眼邊周圍及額頭部位，半邊臉會紅起來，同側眼睛充血、流淚、鼻紅、鼻塞、流鼻水，不會作嘔作

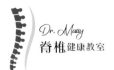

悶，發作完後悶痛的感覺會持續幾個星期，在這幾星期內頭痛可幾天發作一次或一天發作數次，然後突然停止頭痛幾個月，或者一兩年後叢發性頭痛才再次發作。

叢發性頭痛多發生在男性身上，以 20 至 40 歲年齡層居多，抽煙、喝酒或服食血管擴張藥人士較易得此症。這類頭痛亦是血管性頭痛的一種，可以使用西醫處方藥來預防及鎮痛。

肌肉緊張性頭痛

肌肉緊張性頭痛發作位置在後腦及太陽穴，悶痛的感覺彷彿有一條緊緊的帶子壓在頭上，患者會覺得頭又墜又重，而且頸椎位置連帶會有拉扯或痛楚感，頭痛的時間較不規則，緊張壓力大時尤其容易發作，多數是工作姿勢引致，由於頸椎長期向下打電腦或閱讀，令後頸肌肉過勞而產生頭痛。

因着頸部、背部肌肉與相連脊椎出現不平衡的狀態，所以脊椎容易移位壓着神經，使得這束神經不能有效地控制頸背的肌肉，最後引致頸椎、背部及頭部都牽連一

起產生痛楚，一般服食止痛藥或消炎藥只能暫時止痛，並沒有治療的效益。

　　脊醫會利用脊科治療及手法治療來矯正移位的神經，紓緩背、頸及頸肌肉的緊張。當然要根治肌肉緊張性頭痛還有賴病人保持日常運動，並糾正個人日常姿勢來維持脊椎骨及肌肉的健康。出現頸部痛楚引起的頭痛，可立刻做以下兩款頸部伸展動作，在伸展過程中若感覺手部麻痺及劇痛應立刻停止並儘快求診。

紓緩運動與日常護理

　　要紓緩頸部不適，可以做一些伸展頸部關節及強化肌力的運動。除了頸部伸展運動，平日還可多做矯正頭部前傾的動作。首先面向前方，頸部儘量貼近牆，然後離開牆，維持動作五秒再慢慢重複六次。剛開始可能會覺得頸部非常痠痛，那是因緊繃的肌肉和韌帶在伸展之故，只要多練習不適感會逐漸消失。另外，選擇合適的枕頭加上睡眠充足，也是消除疲勞減輕疼痛的良方。

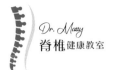

頸部的日常護理

- 洗頭時最好在花灑下沖洗，不要低頭彎腰在洗手盆中洗。
- 書桌或工作枱與椅子間的高度要適中，頸部不必前傾。
- 拿高於頭部的物件時，無論輕重都應用椅子墊高，避免伸長手勉強拿取。
- 駕駛長途車時，中途應多作短暫休息，下車活動一下筋骨。駕駛座位與軚盤的距離要適中，頭頸及脊部可舒服地靠在椅背。

腦病引致的頭痛

　　腦病是指腦瘤、腦血管瘤或其他腦部疾病，這些都可能引致頭痛。腦瘤大部分是鈍痛，躺下來、咳嗽、打噴嚏都會加劇頭痛。早晨起床時頭痛較為厲害，除了頭痛外患者會有嘔吐、作悶、視力模糊及其他神經痛的情況。有上述的頭痛症狀時須儘快求診，早期診斷才不致延誤病情。

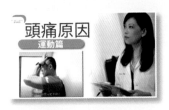

想學習有關的鍛煉運動，請掃描 QR CODE 收看 YouTube 頻道。

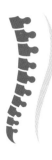

手部橈神經麻痺

真實個案

31 歲的張先生因右手腕下垂乏力，不能控制手腕肌力而來求診。他表示自己一早醒來發覺手腕不能向上屈曲，手腕乏力下垂無法舉起，手背有麻痺感覺，但手指、上臂及下臂依然有力，也沒有痛楚的感覺。

病人沒有任何手部或肩膊受傷的跡象，據了解他最近換了一個較硬的枕頭睡了三天，之後第四天一朝醒來便發現有這個問題。經詳細的神經反射及肌力檢查後，診斷為橈神經麻痺症（Radial Nerve Palsy）。

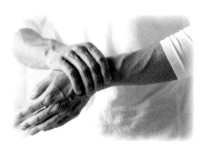

手腕下垂乏力，無法控制肌力，是病徵之一。

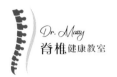
橈神經麻痹成因及治療

　　橈神經是從頸部五至六節（C5-6）脊骨神經分叉出來，通過手臂肱骨的旋溝（手臂內側）至手部及手指部位來控制手部肌肉。如橈神經在手部某處受到壓迫時，就會產生橈神經麻痹，引致的症狀包括手腕下垂、手背麻木、手腕及手指不能向上伸挺。原因可能是張先生使用較硬的枕頭，導致頸椎神經受壓，又或是睡覺時頭部長時間枕着上臂，都可能使橈神經受壓。

　　見過一些個案，是病人於一夜飲酒狂歡後，睡覺時以手臂當枕，在椅子或地板上睡覺，過程中因手臂受到不當的壓迫，而患上橈神經麻痹。所以又稱為 Saturday Night Palsy。

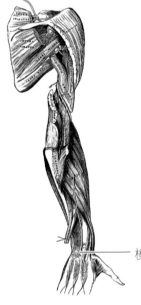

橈神經

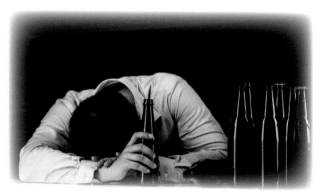

經肌力及神經反射測試後，找出橈神經受壓的部位，以電波治療及超聲波來鬆弛該處肌肉並促進血液循環。另外必須檢查頸椎五至六節（C5-6）的位置有否移位，同時配合手療矯正。病人接受了治療後，第二天早上已能將手腕提起，逐步回復正常。

醉酒時以手臂當枕睡覺，手臂受到不當的壓迫，可能患上橈神經麻痺。

其他常見
手部神經壓迫症

除了橈神經外，還有其他手部神經也容易受到壓迫而產生症候，常見的有手腕管道綜合症（Carpal Tunnel Syndrome）和手肘道綜合症（Cubital Tunnel Syndrome）。

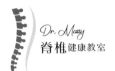
手腕管道綜合症

正中神經（Median Nerve）通過手腕的腕骨及橫韌帶管道時，因手腕過度用力或勞損而受到壓迫，造成手掌及大拇指、食指、中指及無名指麻木、疼痛，嚴重時大拇指乏力、肌肉萎縮。大多數的病人是手腕過度重複動作而導致的，例如長時間彈鋼琴、打電腦、使用滑鼠等等。

手肘道綜合症

尺骨神經（Ulnar Nerve）通過手肘的肱骨內踝及腱膜形成管道，由於尺骨神經很靠近手肘表面，所以容易受到壓迫。症狀包括小指及無名指麻木或有針刺感覺，嚴重時手背及手指的肌肉萎縮，小指及無名指不能張開。

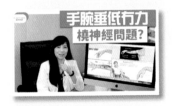

欲進一步了解相關治療，請掃描 QR CODE 收看 YouTube 頻道。

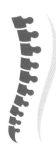

長期穿高跟鞋
美麗要付出代價

有段時間女士們流行穿厚底超高高跟鞋，當時
筆者診間常見穿厚底鞋扭傷足踝、膝關節及
腰背痛的病人。雖然穿着高跟鞋的確可修飾腳部線條、
讓人看來身材高挑，但背後要付出的代價是頗嚴重的，
長期下來可能導致腳拇趾外翻、扭傷足踝、膝關節退化
及腰椎椎間盤受壓，引致坐骨神經痛。

長期穿着高跟鞋
易致膝關節退化

高跟鞋的鞋踭無論是「斗令」踭還是闊踭，都容易
造成膝關節退化。2001 年美國哈佛大學醫學院曾進行一
項婦女穿高跟鞋影響膝關節的研究，研究中他們挑選了
20 名年齡 34 歲、體重近 130 磅的女士，分別穿上 1.75
吋闊及半吋闊的 2.7 吋高踭鞋，行走 10 米路程。研究

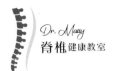
結果發現，無論她們穿着闊踭或幼踭鞋，走路時都會令膝關節扭轉約 26% 的幅度。因此當我們長期穿着高跟鞋時，膝關節經常受到這個轉力而造成骨關節及軟組織磨損，繼而誘發退化性膝關節炎。

　　高跟鞋除了改變膝關節的活動能力之外，更會增加大腿肌與膝蓋的壓力，導致大腿及小腿肌肉疲勞，從而加快膝關節磨損。此外長時間穿高跟鞋會令人覺得很疲累，原因是穿上高跟鞋會改變身體的物理角度，為了要維持頭部及身體的平衡，身體各處的肌肉都要施力來平衡這個傾斜度，必須耗費很大的肌肉力量，例如女士們穿上一對四吋高的高跟鞋，物理上會令身體傾斜 45 度，為了挺直身體，避免前傾，脊椎會因受壓而損傷。

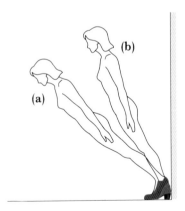

(a) 穿着四吋鞋踭高跟鞋會令身體傾斜度改為 45 度。

(b) 穿着兩吋鞋踭高跟鞋會令身體傾斜度改為 22.5 度。

引起腰背痛及 足部問題

穿高跟鞋與腰背痛亦有直接關連，因為穿上高跟鞋後人體腰椎弧度增加令腰肌拉緊，有機會增加腰部勞損，或令腰椎關節出現錯位壓着神經線，嚴重的會腿部麻痹。

除了引起腰背疼痛，穿高跟鞋容易扭傷足踝，令足底長繭、腳拇趾腫痛，引發拇趾外翻、鎚形趾、足底筋膜炎，當足部筋膜受傷或受壓後會造成纖維撕裂，日子愈久纖維受傷的程度愈嚴重，逐漸引致發炎、發熱及腫脹。發炎初期病人會感覺足底隱隱作痛，並慢慢演變成尖銳的痛楚。尤其早上起床時，腳跟踏到地板的剎那便會感到痛楚，另外也有些病人久站或久坐後腳跟痛立即湧現。

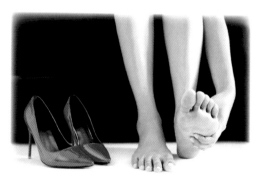

發炎初期病人會感覺足底隱隱作痛，並慢慢演變成尖銳的痛楚。

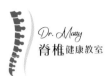

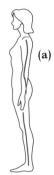 **(a)** 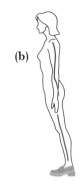 **(b)**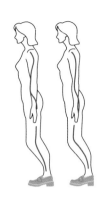

(a) 正常的站姿。

(b) 不同高度的高跟鞋會造成各種不正常的站姿。

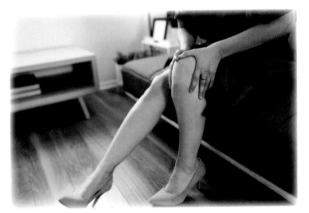

高跟鞋除了改變膝關節的活動能力之外,更會
增加大腿肌與膝蓋的壓力。

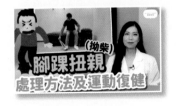 想學習有關的鍛煉
運動,請掃描 QR
CODE 收看 YouTube
頻道。

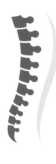

惱人的纖維肌痛綜合症

纖維肌痛綜合症（Fibromyalgia）是一種慢性疾病，症狀包括肌肉疼痛、疲勞。此症成因不明，90% 以上的纖維肌痛患者是女性。目前尚無大型研究可以釐清，女性患上纖維肌痛症是否與女性生殖激素有關。

纖維肌痛症易與肌膜炎混淆

纖維肌痛是一種與壓力相關的疾病，可視為慢性疲勞綜合症。病人的免疫系統受到影響引發自身免疫反應，因此攻擊身體組織，這可能影響一些重要激素的分泌，如生長激素釋放激素和甲狀腺刺激激素，這些荷爾蒙變化會造成異常的肌肉癒合、甲狀腺功能減退等狀況。

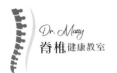
纖維肌痛與另一種稱為肌膜炎（或肌痛綜合症）的情況相似，兩者常被混淆。纖維肌痛和肌膜炎都會導致身體疼痛，而肌膜炎是一種炎症性疾病，起因於過度使用或肌肉損傷，而纖維肌痛是由壓力引起的代謝異常。肌膜炎通常發生得比較突然，纖維肌痛則是慢性病症。

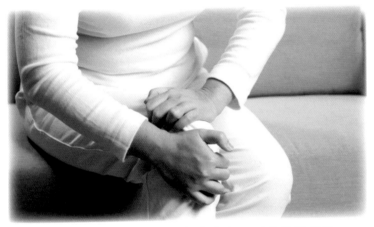

纖維肌痛和肌膜炎都會導致身體疼痛，兩者常被混淆。

美國風濕病醫學院 評估標準

根據美國風濕病醫學院（ACR）提出的標準，纖維肌痛的定義準則為身體有四個部位疼痛，且時間持續超過三個月。該準則結合了兩個評估：一個是使用廣泛性疼痛指標（Widespread Pain Index，WPI）來確立

慢性全身性疼痛；另一個則是使用特定症狀和嚴重程度構成症狀結合的嚴重程度量表（Symptom Severity Scale，SS Scale）。這個量表可以幫助病人了解自己是否有罹患纖維肌痛症的可能，簡單評估後可根據此量表的結果與醫生討論。

WPI：勾選過去一週疼痛的部位（以右圖作範例）

部位	疼痛點	疼痛點
顳顎關節	☐左	☐右
肩膀	☐左	☐右
上手臂	☐左	☐右
下手臂	☐左	☐右
臀部	☐左	☐右
大腿	☐左	☐右
小腿	☐左	☐右
背部	☐上	☐下
頸部	☐左	☐右
胸部	☐左	☐右
腹部	☐左	☐右
WPI 合計		

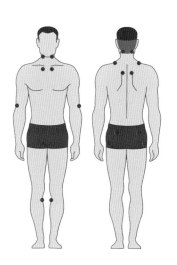

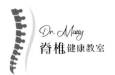

SS Scale：根據過去一週的情況，勾選相符的症狀：

症狀表現	沒有問題	輕微或間歇性問題	疼痛點中等程度且不能忽視的問題	疼痛點嚴重、持續、影響生活的問題
認知症狀欠佳（記憶力、專注力等）	□無	□輕度	□中度	□重度
疲累	□無	□輕度	□中度	□重度
醒來時感覺沒有睡飽	□無	□輕度	□中度	□重度
過去 6 個月內，是否曾有下列症狀：				
頭痛	□無		□有	
下腹痛或絞痛	□無		□有	
憂鬱	□無		□有	
上述 6 項症狀總分				分

纖維肌痛常見成因

纖維肌痛的可能成因包括：

- 感染
- 生產
- 手術
- 基因
- 睡眠障礙
- 心理創傷
- 長期處於壓力狀態
- 車禍或意外造成外傷
- 神經系統不正常放電

脊醫治療纖維肌痛

　　脊醫治療身陷纖維肌痛的病人，多數從矯正脊骨並維持脊骨活動入手，矯正頻率大約是每個月三至四次，藉此幫助病人放鬆及維持脊骨活動。由於肌肉癒合能力可能下降，脊醫矯正手法會比正常溫和，希望減少肌肉受傷的機會。另外也會利用 LPG M6 治療儀器放鬆僵硬的肌肉，同時伸展筋膜、骨膜及肌腱。

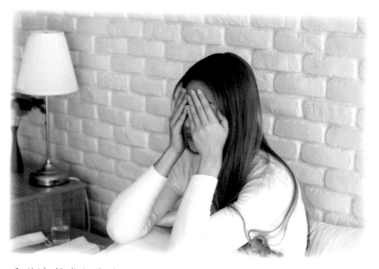

睡眠障礙或長期處於壓力狀態是病因之一。

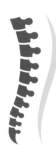

腦部血管瘤
可引起手腳麻痺

腦部血管瘤可能會出現手腳麻痺、頭痛、身體乏力的徵狀,一般是如何診斷及治療的?

真實個案

42 歲李女士是家庭主婦,三月中突然覺得右手、右腳麻痺,同時有頭痛及身體乏力症狀,經詳細檢查並進行頸椎磁力共振後,初步診斷為頸椎椎間盤第五到六節突出,因此開始接受 COX® 椎間盤減壓治療。

兩天後覆診,李女士覺得手部麻痺不但沒有減少,連上半身、左手、嘴角都感覺麻痺,且有頭痛、頭暈、手腳乏力、視力減弱現象,整個人都覺得疲倦不堪。前述種種症狀不太像只是頸椎椎間盤不適所造成,而病人也曾經向普通科醫生求診,西醫處方了止暈藥、鎮靜劑及一些維他命丸,可惜對病情幫助不大。

與病人討論後便轉介她給腦神經外科，以進一步做腦部檢查及中風評估檢查。檢查結果顯示，病人患有腦幹海綿狀血管瘤出血（Bleeding Brainstem Cavernoma）。病人服藥後徵狀大為改善，但是否做手術切除血管瘤仍視乎病情的發展。

腦部海綿狀血管瘤

　　腦部海綿狀血管瘤是屬於腦血管畸形的其中一種類型，形狀就像一個桑子果，通常生於微細的血管上，這血管瘤多為良性，屬於較常見的一種先天性腦部血管瘤，多發生在小腦，偶見於腦幹或脊髓。

　　這種血管瘤多數情況下都不會出現任何徵狀，除非血瘤滲血，就可能引起劇烈頭痛、頭暈、手腳麻痺、複視、精神不振及其他神經功能缺失的症狀。一般以腦部磁力共振或腦部 CT 斷層掃描檢查，而通常海綿狀血管瘤為良性病變，可利用藥物治療，或依據病人情況使用微創手術，以數碼導航刀放射技術切除血管瘤。

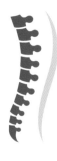

腳痛！
當心椎管內脊膜瘤

真實個案

31 歲倪小姐從事醫療工作。某一天跑步後發現雙腳後大腿疼痛拉緊，但痛症在幾天後減輕了所以沒有理會。直至大半年後有次做完瑜珈拉筋，發現之前的後腿疼痛再次出現，但今次的疼痛程度比半年前更甚。

倪小姐被轉介接受物理治療進行牽引拉腰，但做完牽引後腳痛立刻加劇，痛楚還伸延至骶骨、尾骨及腳面，腳部無力連走路都非常困難，當晚她自行到私家醫院接受磁力共振掃描，結果報告顯示腰椎第四節椎管內長了一個很大的脊膜瘤（Meningioma）並壓着馬尾神經線，引致感覺神經及肌力神經出現缺損現象。除了脊膜瘤，她的腰椎第五節椎間盤也有突出的跡象。

後來腦神經外科醫生為她做了腫瘤切除的手術，由於腫瘤壓住馬尾神經引起神經缺損，因此術後病人的腳痛雖然立即改善，但還是覺得右腳輕微乏力、右腳趾也有麻痺感。

經腦神經外科醫生將倪小姐轉介到筆者處進行術後 COX® 椎間盤減壓治療，經過三星期的治療，病人術後腳部乏力及腳趾麻痺的症狀獲得明顯改善。由於病人還有腰椎第五節椎間盤突出的問題，故此亦可利用 COX® 椎間盤減壓治療處理第五節腰椎椎間盤突出的問題。

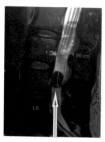

長在第四節腰椎上的脊膜瘤。

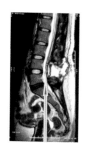

手術將脊膜瘤切除後，腰椎恢復正常。

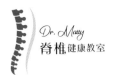

脊膜瘤常被誤診為其他病症

　　脊膜瘤，源於蛛網膜內皮細胞或硬脊膜的纖維細胞，屬良性脊髓腫瘤，從臨床收集的病例數據分析顯示患者以女性居多。脊膜瘤病因可能與遺傳、激素、物理及化學因素有關，但確切的原因仍無法確定。

　　脊膜瘤生長緩慢，一旦脊髓受到腫瘤壓迫可引起肢體感覺神經、運動神經、反射及肌肉功能失調並惡化，這些現象常被誤診為坐骨神經痛、肌肉勞損、骨刺或神經根發炎，如未經詳細問症及驗查很可能做出不適當的治療，反而延誤病情。而由腦神經外科醫生以手術切除脊膜瘤，術後反應良好復發率不高。

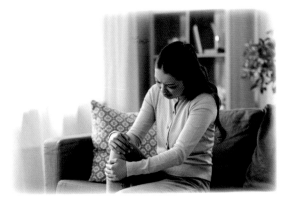

脊膜瘤患者以女性居多。

切除腫瘤的術後治理

　　病人一般可在術後三至四星期接受 COX® 術後脊椎減壓治療，但實際進度當然由病人的康復狀況來決定。很多病人在術後可能腳部乏力及麻痺，這與手術前腫瘤壓迫神經導致缺損有關。

　　在這個個案中，倪小姐還有腰椎第五節椎間盤突出的問題要跟進，所以她不能做牽引拉腰或手療矯正法，而 COX® 術後脊椎減壓治療由人手操作非常安全，不似其他電動治療乑由機械控制，沒有治療者臨床判斷的參與。以倪小姐的情況，COX® 術後脊椎減壓治療是合適的治療方式。

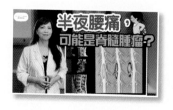

欲進一步了解相關治療，請掃描 QR CODE 收看 YouTube 頻道。

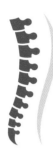

聽神經瘤可致耳鳴、暈眩、聽力減弱

如果經常覺得耳鳴、暈眩，或短時間內聽力減弱，必須留意是不是聽神經發生問題。接下來要跟讀者談談筆者一位病人因頸膊不適求診，卻輾轉發現他患上聽神經瘤的個案故事。

真實個案

65歲胡先生三年前開始經常感到頸膊痠痛，經物理治療或按摩後情況一度改善。但最近這大半年不停出現頸痛、頭痛、頭昏、耳鳴、右耳聽力有減弱跡象、走路常有飄浮感、步態不穩，同時左手及雙腳有少許麻痺。

胡先生看了耳鼻喉科經診斷為內耳發炎，醫生開了消炎止痛藥給他。但服用了兩星期藥物後，耳鳴、頭痛及頭昏都沒有改善。經筆者詳細檢查診斷後，病情可

能與頸椎或腦部有關。後轉介給腦神經外科醫生跟進病人的病情，經磁力共振掃描頸椎、腰椎及腦部後，除了發現頸及腰部出現中度椎間盤退化外，還發現右邊內聽道有一個兩厘米大的聽神經瘤（Intracanalicular Acoustic Neuroma），相信就是這個良性瘤引發病人的症狀，病人因此接受了切除神經瘤手術。

聽神經瘤可傷及腦部功能

聽神經瘤（見圖一）屬於良性瘤，通常生長速度緩慢，細小的聽神經瘤並不會引起任何症狀，但如果腫瘤漸大以致影響前庭神經線（Vestibular Nerve），病人便會產生暈眩及步態不穩的情況；若腫瘤繼續長大壓着前庭耳蝸神經（Cochlear Nerve），可引起耳鳴及聽力減弱；一旦腫瘤持續增大，可能壓到腦部其他部位而影響腦部的功能，嚴重者足以致命。

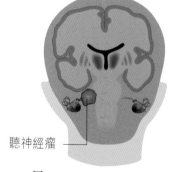

聽神經瘤

圖一

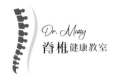

其他可傷及腦部的因素包括：長期暴露於嘈雜的工作環境；患第二型神經線纖維瘤病；頭部曾暴露放射線環境；身體出現副甲狀腺瘤。至於症狀方面，主要是因為腫瘤壓迫到腦神經造成的，可能受影響的腦神經有第5、7、8對腦神經線。除了耳鳴、暈眩、聽力減弱，常見的還包括幾個症狀。(1) 前庭耳蝸神經：這個情況最為常見，95％的患者除了耳鳴，可能還有聽力喪失的症狀；(2) 三叉神經：17% 的患者會有臉部麻痺、臉部對刺激敏感或疼痛的現象；(3) 顏面神經：約有 6% 的病人會有臉部肌肉麻痺或味覺異常的情況；(4) 吞嚥、發音問題：當腫瘤壓到第9、10、11對腦神經線，會影響患者吞嚥、發音的能力。

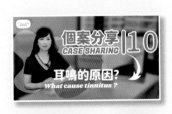

欲進一步了解相關治療，請掃描 QR CODE 收看 YouTube 頻道。

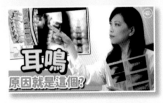

欲進一步了解相關治療，請掃描 QR CODE 收看 YouTube 頻道。

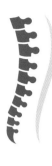

視力模糊、眼睛乾澀
找脊醫？

視力模糊、眼睛乾澀，理應向眼科醫生求診，但檢查後沒有異樣而症狀卻持續，該怎麼辦？

真實個案

44 歲姜小姐來求診，她的右眼持續六個月視力模糊，同時眼睛有紅筋，還經常覺得眼睛疲倦乾澀。姜小姐先後見過兩位眼科醫生做眼部檢查，眼底及眼內都沒有發現任何異狀，醫生推斷可能與她工作壓力大有關，給予眼藥水滴眼睛，但視線模糊的程度似乎日漸嚴重。

最近她發現手腕及下手臂的皮膚開始泛紅，泛紅部位是在皮膚表層，不會感覺疼痛或灼熱，通常情況只出現三至四天後便消失，驗了血並沒有任何發現。就在她一籌莫展的時候朋友介紹她到筆者診所，朋友告訴她如果頸椎壓到神經線，也可能影響視力或造成眼乾。

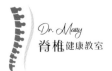

筆者幫姜小姐做了肌肉測試、神經反射測試以及頸椎活動檢查，雖然病人有一些頸部問題，但感覺她眼睛的症狀與頸椎沒有太大關係，可能是視覺神經線的問題。判斷後便立刻幫她做了腦部及頸椎的磁力共振掃描。

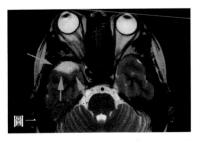

從磁力共振觀察到病人的腦腫瘤位置。

果然發現她腦內有一個良性腫瘤壓着右邊視覺神經線（見圖一、圖二、圖三），這正是她半年來視力模糊的原

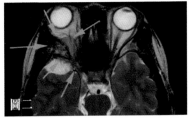

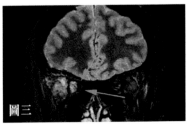

從圖二、圖三可發現，病人的腦腫瘤壓着右邊視覺神經線。

因。後轉介給腦神經外科醫生進行腦部手術移除腫瘤，手術後姜小姐視力逐漸恢復。

頸椎錯位壓着神經線可致視力模糊

　　頸椎病不單令頸部、上肢、背部或雙腳出現症狀，當頸椎壓着神經確實也會影響視力。有很多脊椎研究的文獻指出，頸椎第二節神經可間接影響視覺神經線，導致視力障礙。

頸椎病引起的視力症狀包括：

- 雙眼看到物件疊影，但當單眼看物件時疊影往往減輕或消失。
- 患者頸椎左右轉動時視力突然減弱，情況通常維持10幾秒至數分鐘，然後視力又自然恢復。
- 假近視、視力減弱、看事物時視線變得模糊。
- 出現頸椎病相關症狀，頸部僵硬、疼痛，肩胛痠痛而麻痺。

　　頸椎病患者應注意休息，平時多做頸部伸展運動，工作時要留意別讓頸部長時間處於同一個姿勢，這樣容易造成頸部勞損。記得每隔一段時間便抬頭轉動頸部，做一些頸部運動，這樣才能預防頸椎勞損。

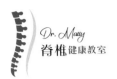

脊醫接受過專業醫學教育及訓練

　　姜小姐的情況是腦部良性腫瘤壓着右邊視覺神經線引發視線模糊，筆者也談一談因為頸椎壓到神經線，影響視力或造成眼乾時該如何治療。如果檢查後發現病人頸椎錯位時，脊醫會為他們矯正錯位，經過矯正後病人視覺能力通常都能改善。但前提當然要先確定病人病理，才能訂立相應的治療方案。

　　讀者可能好奇，為甚麼姜小姐眼睛感到不適卻會向脊醫求診？筆者想在此解釋脊醫也是一線醫療人員，很多人以為脊醫是輔助醫療，又或者認為脊醫也是做物理治療。其實脊醫的專業醫學教育及訓練，已足夠令我們具備專業的學術資格來找出病人的病理問題。脊醫能為病人做出診斷、治療，及在需要時將病人轉介至其他專科西醫做進一步診治。

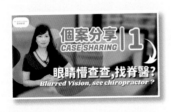

欲進一步了解相關治療，請掃描 QR CODE 收看 YouTube 頻道。

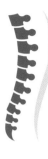

多發性骨髓瘤

真實個案

92歲陳老先生數月前兩邊肋骨及胸口痛,上背痠軟無力。晚上睡至半夜感覺肋骨及上背疼痛,尤其夜裏想去洗手間時不但不能移動身體,連呼吸都有困難。可是一到早上病情又緩和些,看了西醫服了止痛藥感覺舒服一點,但一停服痛楚再次出現。

初次見陳老先生,他除了肋骨及胸背痛外,精神都算不錯。由於他有數十年吸煙習慣,所以第一時間便替他照了胸肺及肋骨X光。從X光中沒有看到骨折或腫瘤,只是長者一般的骨骼退化、肋骨下垂至盤骨。治療方面以紓緩痛症為主,運用超聲波、干擾波電流、軟激光方法及少許活動肋骨及胸椎骨的手療方法治療。起初的確有紓緩效果,但治療三星期後病情變得反反覆覆時好時壞。經過多項身體檢查,始得知陳老先生患上第三期多

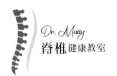

發性骨髓瘤（Multiple Myeloma）。

多發性骨髓瘤是無法治癒的血液性腫瘤，主要是骨髓製造免疫球蛋白的漿細胞（Plasma Cell）出現不正常增生而致癌症病變。此症多發生於中年或 60 歲以上人士，由於症狀不太明顯，亦非短時間可產生臨床症狀，病情通常是漸進發生的，大部分病人都是因為背痛或骨折就醫時發現患病。

常見成因及併發症

骨髓中成熟的漿細胞會分泌抗體，以增強對抗外來病毒和細菌的能力。不過當漿細胞發生癌症病變時，它會複製及產生大量惡性的漿細胞，即骨髓癌細胞（Myeloma Cell）。骨髓癌細胞聚集在骨髓內或骨頭外側部位，會逐漸侵蝕骨頭形成癌塊，造成多發性腫瘤。當惡性骨髓瘤產生時，骨骼的硬骨會受到破壞引起骨痛現象。

患症初期沒有明顯症狀，通常當骨髓癌細胞大量積聚時，骨頭因為被侵蝕和產生大量異常抗體蛋白質

（Paraprotein），造成一連串的病徵，主要分為四大症狀，又稱為 CRAB = Hypercalcemia（高血鈣），R=Renal Failure（腎衰竭），A=Anemia（貧血），B=Bone Lesions（骨骼病變）。

多發性骨髓瘤會造成骨骼疼痛與骨骼功能障礙，當集中在骨骼上的骨髓癌細胞增多，蝕骨細胞生長亦愈來愈多，身體多處骨骼上都會慢慢被侵蝕破壞。骨骼支撐強度不夠，當病情嚴重時便會引起骨骼疼痛，亦可引起骨質疏鬆症、病理性骨折、高血鈣症等等。骨痛發作時病人往往舉步難行，其中以脊椎骨痛、肋骨痛及胸椎骨疼痛較為嚴重及常見。若病人出現神經性症狀，即是因骨髓壓迫脊椎神經時會引起漸進性骨骼疼痛、感覺異常、小腿乏力、半身麻痺或無法控制大小便等，問題會漸漸浮現。

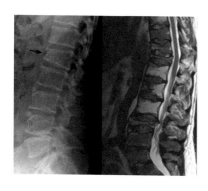

骨髓癌細胞聚集在骨髓內或骨頭外側部位，會逐漸侵蝕骨頭，形成癌塊，造成多發性腫瘤。

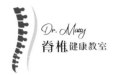

臨床診斷及治療

多發性骨髓瘤不易在早期無症狀時診斷出來，一般都是因病人出現疑似症狀時，才安排驗血檢查。若驗血檢查報告出現異常數據，會再做進一步檢查，例如生化檢查、血清蛋白電泳測定、尿液檢查、骨髓抽取、X光、切片、免疫分析和染色體檢查等等。治療是以控制和抑制疾病為主，包括化學及放射性治療，但都要視乎病人年齡及病情而定。另外可利用支持療法如服食止痛藥、類固醇及雙磷酸鹽類藥物控制高血鈣，如貧血可透過輸血及注射紅血球生成素來改善。

後記：由於陳老先生年紀大，家人不希望他接受治療後要面對諸多副作用，所以並未安排任何治療給他。但老人家終因多發性骨髓瘤引發的肺炎併發症，不久便安詳地離開了。

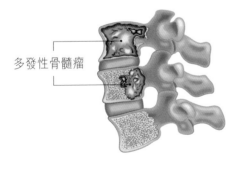

多發性骨髓瘤

多發性骨髓瘤是無法治癒的血液性腫瘤，大部分病人都是因為背痛或骨折就醫時發現患病。

Dr. Matty 脊椎健康教室

作者：王鳳恩博士

出版：優訊傳媒有限公司・健康創富雜誌
地址：香港灣仔皇后大道東 228 號中華大廈 7 樓 B 室
電話：2537 2092
傳真：2521 7233
電郵：info@cyber-medic.com

承印：新世紀印刷實業有限公司
地址：香港柴灣利眾街 44 號四興隆工業大廈 13 樓 A 室

2023 年 6 月出版一刷
ISBN：978-988-19388-3-1
定價：港幣 98 元